北京中医药大学特色教材

中药炮制学实验指导

（供中药学、制药工程、中药资源与开发、药物分析、临床中药等专业用）

主 编 李 飞

全国百佳图书出版单位
中国中医药出版社
·北 京·

图书在版编目（CIP）数据

中药炮制学实验指导 / 李飞主编 . -- 北京：中国
中医药出版社，2024.6
北京中医药大学特色教材
ISBN 978 – 7 – 5132 – 8808 – 8

Ⅰ . ①中… Ⅱ . ①李… Ⅲ . ①中药炮制学—实验—医
学院校—教学参考资料 Ⅳ . ① R283–33

中国国家版本馆 CIP 数据核字（2024）第 110807 号

中国中医药出版社出版

北京经济技术开发区科创十三街 31 号院二区 8 号楼
邮政编码 100176
传真 010-64405721
保定市中画美凯印刷有限公司印刷
各地新华书店经销

开本 787×1092 1/16 印张 4.5 彩插 0.75 字数 121 千字
2024 年 6 月第 1 版 2024 年 6 月第 1 次印刷
书号 ISBN 978 – 7 – 5132 – 8808 – 8

定价 26.00 元
网址 www.cptcm.com

服 务 热 线 010-64405510
购 书 热 线 010-89535836
维 权 打 假 010-64405753

微信服务号 zgzyycbs
微商城网址 https://kdt.im/LIdUGr
官 方 微 博 http://e.weibo.com/cptcm
天猫旗舰店网址 https://zgzyycbs.tmall.com

如有印装质量问题请与本社出版部联系（010-64405510）

北京中医药大学特色教材

《中药炮制学实验指导》编委会

主　编　李　飞

副主编　谭　鹏　戴幸星

编　委（以姓氏笔画为序）

　　　　　杜　红　李向日　张　凯

　　　　　张　佳　陈　倩　胡慧华

　　　　　焦鸣杰

前　言

　　为进一步深化教育教学综合改革，依托学校一流学科和一流专业的优势与特色，全面推进适应国家发展战略需求，建设信息技术与教育教学深度融合、多种介质综合运用、表现力丰富的新形态高水平教材，北京中医药大学启动了"特色教材建设项目"。

　　本套特色教材以习近平新时代中国特色社会主义思想为重要指导，紧密结合高等教育发展和教育教学改革的新形势，按照"立德树人、以文化人"的宗旨，将教材建设与教学、科研相结合，以我校专业建设、课程建设、教育教学改革成果为依托，力争建设一批体现中国立场、中国智慧、中国价值及中医药优秀文化，符合我校人才培养目标和培养模式、代表我校学术水平的高质量精品教材，充分发挥教材在提高人才培养质量中的基础性作用。

　　本套特色教材从最初的立项到书稿的形成都遵循着质量第一、特色突出的原则。每一个申请项目都经过学校教学指导委员会初选，再由校内外专家组成评审委员会对入围项目进行评审，教材书稿形成后又由校内外专家进行审读，严把质量关。根据教学需要，先期推出十余本特色教材，内容涵盖中医学、中药学、中西医临床医学、针灸推拿学、护理学等专业，既有理论阐述，又有临床实践及实验操作。本套特色教材在编写过程中融入了课程思政的内容，并在融合出版方面进行了适当探索。

　　本套特色教材的建设凝聚了北京中医药大学多位中医药行业高等教育工作者的集体智慧，体现了他们齐心协力、求真务实、精益求精的工作作风。谨此向全体组织人员和编写人员致以衷心的感谢。尽管所有组织者与编写者竭尽心智，精益求精，本套特色教材仍有进一步提升的空间，敬请广大师生提出宝贵意见和建议，以便不断修订完善。

北京中医药大学

2023 年 11 月

编写说明

中药炮制是中国历代医药学家在长期的医疗实践中不断总结积累下来的宝贵制药技术和经验。中药炮制学实验教学是中药炮制学教学过程中的一个重要环节，是理论联系实际的重要途径。通过实验让学生掌握中药炮制技能是中药学、制药工程、中药资源与开发、药物分析、临床中药等专业主干课程中药炮制学的核心内容。传承是中医药生存和发展的百年大计。中药炮制技术是传承的重要内容之一，传承弘扬中药炮制，需要在继承传统技术的基础上，加大科技创新力度，这样才能提升中药炮制技术的核心竞争力。

北京中医药大学中药炮制教学团队一直在开展基于传承创新的中药炮制学实践环节教改研究，形成了中药炮制学实验教学的改革思路：在掌握传统中药炮制技术的基础上，引导学生创新性地将现代科学思维与中药炮制经验科学思维融合，开展炮制技术传承创新综合性及设计性实验，以代表性中药为对象，设计药物的不同部位、不同炮制方法、不同炮制工艺参数的炮制品，通过量化炮制技术中的关键因素火力和火候，使学生学会通过调整炮制工艺条件保障饮片质量稳定的方法，这样不仅利于学生掌握炮制技术，还能提升炮制的科技含量。为贯彻该实验教学改革思路，我们新编了这本《中药炮制学实验指导》。

本书注重传承与创新的炮制实践环节的教学改革，不仅使学生掌握基本炮制操作技能，还注重培养学生的科研思维和创新能力，形成独特的教学与科研互动、教师与学生互动，提高学生的科研能力和理论联系实际的能力。同时，以小科研丰富教学内容，培养学生的科研意识，提高本科生的综合素质；引导学生主动学习，开阔思路，开展炮制技术传承创新设计性综合性实验，选择代表性药物，设计简单易行、低成本的综合性实验，通过量化炮制技术中的关键因素火力和火候，以使学生掌握传统炮制技术，领会炮制工艺条件对饮片质量的影响，考察不同炮制程度的饮片是否都能达到炮制目的，判断传统炮制技术和经验有无科学内涵；培养学生发现问题、分析问题、解决问题的能力，拓宽其知识面，使其成为中医药行业的高素质、创新型人才。

为达到中药炮制学实验教学的教学目标，本书分为以下 3 个单元。

1. 中药炮制基本技术实验　包括净制、切制、清炒法、加辅料炒法、炙法、煅法、蒸法、煮法、燀法、制霜法、干馏法、发酵法、发芽法等实验操作方法。本单元的重点是让学生学会怎样炮制，以让学生掌握中药常用的炮制方法和饮片质量规格标准为目标，鼓励学生参考清炒法和加辅料炒法的一般操作规程和注意事项，比较投药量、辅料用量、锅温及辅料温度、火力、炒制时间等炮制因素对饮片质量的影响，分析炒制温度与炒制时间是否存在交互作用，熟练掌握中药炮制技能和判断火候的方法，在传承炮制技术的基础上为创新炮制技术奠定基础。

在掌握传统中药炮制技术的基础上，引导学生创新性地将现代科学思维与中药炮制经验科学思维融合，开展炮制技术传承创新综合性及设计性实验，让学生通过实验结果分析深刻领会中药为什么要炮制。

2. 中药炮制综合性实验　选取净制、切制和加热炮制的典型药物，通过炮制前后的性状观察、饮片的定性定量分析、药理实验等，使学生熟悉科研思路和方法。这部分内容多为中药大综合，可根据实验室条件选择使用。

3. 中药炮制设计性实验　根据实验室条件，规定实验方法及药物范围，让学生自主选题，组成小组查阅文献，做出实验设计并实施，培养学生团队的协作精神和发现问题、解决问题的能力。

对炮制实验教学的建议如下。

加强师生互动，采用带教老师指导、师生共同研讨等多种形式，针对实验设计、实验操作技术、炮制品质量评价等进行分析。因设计性实验是分组进行，自主选题，故为了资源共享，培养学生的成果表达能力，应指导学生根据实验过程的收获和教训进行交流，分享各自的体验，从而实现共同提高。如以炮制品是否达到中药炮制目的为目标的综合设计性实验，通过实际操作，使学生明确炮制工艺条件与饮片质量的关系，领会常用炮制技术的操作注意事项的科学性，领悟炮制技术参数不是一成不变的，可以根据生品饮片、加热设备、热源等的不同调整变通火力等炮制条件，达到同样的饮片质量要求。通过锅温和药温的量化检测，结合火源的运用，掌握火力的使用技巧。通过炮制过程饮片的颜色、形状、气味、质地等的变化判断炮制火候；了解饮片传统性状量化检测方法并选择使用；结合性状观察及量化检测的结果，分析炮制品的质量，探寻炮制适中、不及与太过品与炮制条件的关系，使学生掌握中药炮制技术的精髓。

　　本书编写分工：第一单元由胡慧华、李向日、张佳编写，第二单元由谭鹏、李飞、张凯、陈倩编写，第三单元由杜红、李飞、焦鸣杰编写，戴幸星、张凯、焦鸣杰、陈倩编写附录，拍照及录制视频；全书由李飞、谭鹏、戴幸星负责最终的统稿和审校。

　　本书在编写过程中，得到了北京中医药大学中药学院、教务处等各级领导的大力支持和指导，在此深表谢意。

　　本书为我校特色实验教材首次编写，难免有疏漏之处，敬请各位读者提出宝贵意见，以便今后不断完善和提高。

《中药炮制学实验指导》编委会

2024 年 5 月

目 录

附录

实验室安全要求

1. 树立安全意识，正确用火、用电、用气。

2. 规范使用各种炮制实验设备。使用刀具切制药材时应注意用心操作，以免割伤；使用电器时要防止触电，不得用湿手触摸电器开关、插头；使用煤气灶、电陶炉、卡司炉等加热设备时，需注意防火、防热、防烫伤。高温设备需按照要求取放在固定位置，以免烫坏实验台或其他实验用品。

3. 炮制传统实验室严禁使用有机溶剂，以免引发火灾等安全事故。

4. 实验过程中若出现起火现象，请立即关闭附近所有的火源，切断电源，移开易燃物，选择适宜的灭火器灭火。小火苗可用湿布或黄沙盖熄。

5. 炮制毒性中药时，对于其存放和取用必须严格按照毒剧药品的管理办法；实验操作过程中，应注意避免对皮肤、黏膜、呼吸道等的刺激，尤其是对呼吸道的吸入刺激；注意排风，做好劳动防护。炮制后的辅料、废弃物统一妥善处理；剩余的药材归还教师统一保管，不得擅自带出实验室。

6. 实验结束后要切断电源、火源的开关，检查无余热后方可离开，以免发生火灾。

中药炮制学实验的目的及基本要求

　　中药炮制学是一门涉及面广、专业性强并注重理论与实践结合的学科。中药炮制学实验是中药炮制学教学过程中的重要环节，是理论联系实际的重要途径。中药炮制是中国历代医药学家在长期的医疗实践中不断总结积累下来的宝贵制药技术和经验。通过中药炮制基本技术实验单元，使学生掌握传统炮制操作技能，综合性实验和设计性实验，将中药炮制学和其他相关专业进行有机结合，更加深入地揭示中药炮制的科学内涵，有助于学生传承和创新中药炮制的方法和技术。

　　中药炮制学实验的教学目的在于使学生掌握中药炮制的基本方法和基本技能，验证并加深理解课堂所学的基本理论，引导学生创新性地将现代科学思维与中药炮制经验科学思维融合，熟悉中药炮制研究的设计方法及现代实验手段在中药炮制中的应用，培养学生实事求是的工作作风，提高独立思考、分析问题和解决问题的能力，为继承和创新发展中药炮制学打下基础。

　　中药炮制学实验的基本要求如下。

　　1. 每次实验前，要求学生仔细阅读相关实验教材和指导，明确实验内容和目的。结合教材中与实验相关的章节内容，熟悉操作方法、注意事项及炮制品的规格要求，使理论与实践紧密结合，做到心中有数。

　　2. 严格遵守实验室的规章制度，穿好实验服进入实验室，不得做与该实验无关的事情。学生要服从带教老师的分配和指导，树立高度的责任感和科学态度，了解实验室炮制设备及饮片质量分析测试仪器的基本原理、结构、性能，学会相关炮制器具和设备的使用方法，掌握操作规程和仪器设备的使用及保养方法。爱护工具设备和仪器，使用完毕应处理干净，放回原处。如出现问题，及时向带教老师汇报。

　　3. 炮制的具体操作及饮片的质量要求，有的难以用语言准确表述，需要学生观看每次实验内容的相关炮制技术录像片的示教和观察实物，从而熟悉炮制各工序的操作方法及饮片质量的辨别要领，了解实验室准备的相关器具如何选用及在炮制过程中的使用目的。通过对各种炮制方法代表性中药的实际操作，使学生掌握中药炮制的基本方法和饮片质量的评价方法。掌握火力的运用和判断火候的技巧，培养学生临方炮制的能力，进而达到传承炮制技术的目的。

　　4. 实验过程中，要求学生以科学的态度认真对待每一次实验操作，严格遵守操作规程，若提出不同的炮制工艺条件进行尝试，应预先设计好，做好实验原始记录，尽量量化炮制操作记录，细心观察炮制过程出现的现象，详细描述饮片性状，并结合实验结果对所设计的炮制工艺条件给予评价。鼓励积极思维，使学生充分认识中药炮制的目的是为临床治疗提供安全有效的饮片，饮片的质量直接影响临床疗效。引导学生以科学研究的思路，制备不同炮制条件下的炮制品，比较分析其饮片质量，探寻影响饮片质量的关键因素。培养学生善于观察和发现问题的能力及创新思维。

5. 鼓励学生自主学习，通过查阅资料和文献，针对某一问题，利用实验室的现有条件进行综合性、设计性实验，以理解炮制的原始意图，认识实验形成过程，分析实验中设置的实验条件的目的，掌握实验设计方法并实施，培养学生查阅文献、开发科研思路、设计实验、分析实验结果的综合能力。

6. 实验完毕，带教老师应指导学生进行实验操作和饮片质量的评定，分出炮制适中品、不及品及太过品；讨论炮制程度与工艺条件的关系，归纳总结炮制操作的经验和教训；分析实验结果，撰写实验报告。

7. 实验结束，学生将自用的实验台面清理干净，检查火源、电源是否关闭。值日生将室内打扫干净，用具放置整齐，确认水、电、窗户等关好后，方能离开实验室。实验室管理老师负责全面督促和检查。

第一单元　中药炮制基本技术实验

本单元主要内容是中药炮制传统实验操作，是对理论课所学中药炮制基本技术的验证性实验。本实验目的清晰，实验方法较明确，学生可在实验指导的引导下操作，积极思考，认真记录，及时分析实验结果，完成实验报告，从而加强对所学炮制方法的理解和掌握。此外，学生可结合第二单元和第三单元的相关内容进行炮制工艺的实验设计并进行操作，为后续实验做好准备。

实验一　净制和饮片切制

净制又称净选、治削，是指中药材在切制、炮制或调配、制剂前，选取规定的药用部位，除去非药用部位、杂质及霉变品、虫蛀品等，使其达到药用净度标准的操作过程。

净度检查方法：取净制药材100g，摊开，用肉眼或放大镜（5～10倍）观察，将杂质拣出，再通过适当的筛将不能挑拣的杂质或药屑筛出，药屑、杂质合并称量，计算其在供试品中的含量（%）。

国家中医药管理局颁布的《中药饮片质量标准通则（试行）》中规定：果实种子类、全草类、树脂类含药屑、杂质小于3%；根类、根茎类、叶类、花类、藤木类、皮类、动物类、矿物类及藻菌类等含药屑、杂质小于2%。炒制品中的炒黄品、米炒品等含药屑、杂质小于1%；炒焦品、麸炒品等含药屑、杂质小于2%；炒炭品、土炒品等含药屑、杂质小于3%；炙品中酒炙品、醋炙品、盐炙品、姜炙品、米泔炙品等含药屑、杂质小于1%；药汁煮品、豆腐煮品、煅制品等含药屑、杂质小于2%；发酵制品、发芽制品等含药屑、杂质小于1%；煨制品含药屑、杂质小于3%。

除另有规定外，现行版《中华人民共和国药典》规定饮片药屑、杂质通常小于3%。

饮片切制是将净制过的中药材进行软化，切制成一定规格的片、段、丝、块的操作过程。切制品通常有片、丝、段、块等，一般按照药材质地不同采取"质坚宜薄，质松宜厚"的切制原则，从而达到贮藏过程中"薄而不碎"、煎煮过程中"细而不粉"的目的。相关标准如下。

1. 片 通常分为三种：极薄片 0.5mm 以下；薄片 1 ~ 2mm；厚片 2 ~ 4mm。

2. 丝 细丝 2 ~ 3mm；宽丝 5 ~ 10mm。

3. 段（咀、节） 短段 5 ~ 10mm，称为咀；长段 10 ~ 15mm，称为节。

4. 块 边长为 8 ~ 12mm 的立方块。

饮片的一般切制程序如图 1-1 所示。

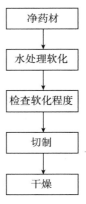

图 1-1 饮片的一般切制程序

一、实验目的

1. 掌握净制的常用方法；手工切制、机器切制和饮片干燥的方法。
2. 熟悉药材的软化方法和检查软化程度的方法。
3. 了解净制的目的及饮片切制的目的。

二、实验内容

1. 净选药物 淫羊藿、乌梅。
2. 加工药物 栀子、竹茹。
3. 切制药物 大黄、苍术、赤芍、枳壳、杜仲、陈皮、荷叶、黄芩。

三、实验指导

经过净制的中药材成品称为"净药材"。净制操作包括清除杂质、分离和清除非药用部位。清除杂质常用的方法有挑选法、筛选法、风选法、水选法和磁选法。分离和清除非药用部位的操作有去根、去茎、去皮壳、去毛、去心、去芦、去核、去瓤、去枝梗、去头尾足翅、去残肉等。具体操作方法及用具因药材和实验室条件而异，达到净制的目的即可。某些净制后的药物经过简单的加工有助于进一步地炮制操作及使用，如碾捣、揉搓、制绒等。

用水处理药材使之软化的方法有淋法（喷淋法）、洗法（淘洗法）、泡法、漂法和润法。

（一）淋法

用清水喷淋或浇淋药材的方法称为淋法。操作时，将药材堆放整齐，用清水均匀喷淋 2 ~ 3 次，然后稍润至内外湿度一致，柔软并能弯曲即可切制。本法多适用于气味芳香、质地疏松的全草类、叶类、果皮类和药效成分易随水流失的药材。要注意防止返热烂叶，每次软化药材量以当日切完为度，切后应及时干燥。成捆药材可竖立后再行喷淋清水。若用淋法处理后仍不能软化的部分，可选用其他方法再行处理。有些药材可在产地趁鲜加工，如藿香、益母草、青蒿等。

（二）洗法

用清水洗涤或快速洗涤药材的方法称为洗法，又称淘洗法。操作时，将药材投入清水中，经淘洗或快速洗涤后及时取出，稍润，即可切制。由于药材与水接触的时间短，故本法又称"抢水洗"。本法适用于质地松软、水分易渗入及药效成分易溶于水的药材。一般洗一次，如果杂质多则洗多次，以洁净为度。要尽量缩短药材与水的接触时间，防止"伤水"和药效成分的流失。目前，大量生产多采用洗药机洗涤药材。

（三）泡法

将药材用清水泡一定时间，使其吸入适量水分的方法称为泡法。操作时，先将药材洗净，再注入清水至淹没药材，放置一定时间，中间一般不换水，浸泡至所需程度，捞起、润软后再切制。泡时要考虑药材体积、质地、季节等因素。一般体积粗大、质地坚实者浸泡时间长，反之则短。春季、冬季浸泡的时间宜长些，夏季、秋季浸泡的时间宜短些。浸泡时间不宜过长，防止药材"伤水"和药效成分的流失。本法一般多与润法结合使用，原则是"少泡多润"，以药材的软硬适度、便于切制为准。本法适用于质地坚硬、水分难以渗入的药材，以及不适合淋法、淘洗法处理的药材，如川芎、天花粉、泽泻、姜黄、三棱、乌药、白芷、木香等。

有些动物类药材宜采用"烂法"，即长时间浸泡不换水的方法。将药材置于缸内，放水淹过药面，加盖浸泡，由于微生物繁殖，造成筋膜腐烂，从而除去附着的筋、肉、膜、皮等，留下需要的骨质，然后洗净、干燥即可，如龟甲、鳖甲、狗骨、鹿角等。

（四）漂法

用大量水将药材多次漂洗的方法称为漂法。其原意是将药材放在箩或筐中，置于小溪、小河的流水中，任水流冲洗，以达到漂洗的目的。在城镇无小溪、小河，可将药材放入缸或盆中加水漂洗，每日多次换水，漂去有毒成分、盐分及腥臭异味等。

适用本法的药物及漂的标准：有毒的药物，将药材切开，放于舌上，以半分钟内不刺舌为准（如川乌、半夏）；有盐分的药物，以药物无咸味为准（如盐苁蓉、昆布）；有腥臭味的药物，以漂去残血为准（如紫河车），或以漂去臭味为准（如五谷虫、人中白）。

（五）润法

把泡、洗、淋过的药材，用适当器具盛装，或堆积于润药台上，以湿物遮盖，或继续喷洒适量清水，保持湿润状态，使药材外部的水分徐徐渗透到药材组织内部，达到内外湿度一致，以利于切制的方法称为润法。润法分为浸润、伏润、露润等。

1.浸润　以定量水或其他溶液浸润药材，经常翻动，使水分缓缓渗入内部，以"水尽药透"为准。如郁金、枳壳。

2.伏润（闷润）　经过水洗、泡或以其他辅料处理的药材，用缸（坛）等在基本密闭的条件下闷润，使药材内外软硬一致，以利于切制。如川芎、山药、郁金、白术、三棱等。

3. 露润（吸湿回润） 将药材摊放于湿润而垫有篾席的土地上，使其自然吸潮回润。如当归、玄参、牛膝等。

润的时间：质地坚硬者 3 ～ 4 天，甚至 10 天以上，质地较软者 1 ～ 2 天即可。特别坚硬者，不易一次润透，需反复闷润，方法是：第一次闷润后，摊开晾晒至表面略干，然后再堆积起来遮盖闷润，如此反复操作至软化为度。

夏季润药要防止药物霉变，对含淀粉多的药物尤其需要注意，如山药、天花粉等，很容易出现发黏、变红、变味等现象。若有发黏现象，立即以清水快速洗涤，然后摊开晾晒，再适当闷润；应避免变红、变味等现象出现。

润药得当，既能保证质量，又可减少药效成分的损耗，有"七分润工，三分切工"之说法。其他还有蒸法、煮法，如木瓜、黄芩用蒸法软化后切片，黄芩亦可采用先煮后闷润法软化后进行切片。

引导学生针对各项实验内容，结合自己的操作过程、实验观察和结果进行分析，判断是否达到了实验目的。

操作及观察提示：①药材净选前后称重，计算非药用部位所占比例。②比较大小不等的药材软化的效果，观察记录各药材采用的软化方法及结果。③观察记录软化程度适中、不及、太过的药材，分别试切，感受不同的软化程度对切制难易度及饮片形状的影响。④观察软化后的黄芩放凉后切制会遇到什么现象。

分析思路提示：①根据净选前后称重结果，思考中药净制的意义是什么？②栀子研捣时控制力度的目的是什么？栀子个和碎块在后续炒制时可能有何不同？应如何做实验设计？③冷浸闷润软化方法适用于哪些种类的药材？大小分档的目的是什么？泡、润结合软化的原则是什么？其原因是什么？④淘洗法适用于哪些种类的药材？若采用泡润结合的方法软化，可能出现的问题是什么？⑤黄芩为什么要采用加热的方法软化？软化后的黄芩放凉后切制会遇到什么现象？蒸法和煮法软化药材各有什么优缺点？

四、实验器具与材料

1. 实验器具 蒸煮容器、加热设施（煤气、电陶炉等）、切药刀（菜刀）、切药机、切药板、案板、铜冲、羊角锤、铁研船、游标卡尺等。

2. 实验材料 淫羊藿、乌梅、栀子、竹茹、大黄、苍术、赤芍、枳壳、杜仲、陈皮、荷叶、黄芩。

五、实验方法

（一）净选

1. 淫羊藿 淫羊藿的入药部位为叶片，故摘取叶片，除去附带的根、茎、叶柄、花梗等部位，除去泥沙、杂草等杂质。

2. 乌梅　取净乌梅，用清水润软或蒸软后，羊角锤砸开，剥取净肉，干燥。

（二）加工

1. 栀子　研捣的加工方法：将净栀子置铜冲中砸至 2～3mm 边长的碎块，种子团砸散成粒状即可。

2. 竹茹　揉搓的加工方法：将竹茹药材中的硬丝挑出后，揉搓成约 3g 重的团，备用。

（三）饮片切制

1. 冷浸闷润（少泡多润）软化后切制（先泡后润）

（1）大黄　净大黄放入盆内，用清水浸过药面约 15cm，体粗大者浸泡 4～5 小时，体细个小者浸泡 2～3 小时，然后捞出闷润 24～28 小时，达到内外湿度一致为准（用铁钎可以穿透，用双手也可以使其弯曲）。浸泡时间需要按不同季节而灵活掌握，即"冬长夏短"。横切，厚片（厚 2～4mm），阴干，或低温干燥，不宜晒干。

（2）苍术　将净苍术用清水浸泡 4～6 小时，捞出，润 12～24 小时，至手捏感觉较柔软即可。切厚片（厚 2～4mm），晒干或烘干。

（3）赤芍　将净赤芍用清水浸泡 6～8 小时，闷 12～24 小时，至内外湿度一致为准（用双手可以使其弯曲）。横切，薄片（厚 1～2mm），晒干或烘干。

（4）枳壳　取药材，瓤朝上加水浸泡 0.5～1 小时后捞出，瓤朝下，保持湿润 24～48 小时，至手捏柔软后，将瓤挖掉，切丝，细丝（宽 2～3mm），晒干。

（5）杜仲　取药材，用清水浸泡 6～8 小时，捞出，润至弯曲而不折断时，刮去残留粗皮，切宽丝，干燥。

2. 淘洗法软化后切制（先洗后润）

（1）陈皮　净陈皮铺在竹匾内（或带漏水孔的容器），在清水中荡洗两次，取出控干水分，上面用湿布覆盖，春季、秋季闷润 12～24 小时（冬季、夏季适当增减），至湿度均匀、内外一致（软而不带流动的水）。切细丝（宽 2～3mm），晒干。

（2）荷叶　水湿润后盖湿布润 4～8 小时，至柔软、内外湿度一致。先纵分为 3 份，再横切成丝，丝宽 5～10mm，晒干或烘干。

3. 热处理软化后切制

黄芩　净黄芩分开大小条，置于沸水锅中煮 10～20 分钟，至七成透，质软能弯曲，两头冒热气时，捞出盖严闷 8～12 小时，至内外湿度一致。或将净黄芩置蒸制容器内隔水加热，蒸至透气后约半小时，待质地软化，取出趁热切片。切小斜片，厚片 2～4mm，晒干或烘干。

实验二　清炒法

清炒是将净制或切制后的饮片，置于预热炒制容器内，不加任何辅料，用不同的火力加热，不断翻动或转动至一定程度的操作过程。根据炒制的程度可以分为炒黄、炒焦和炒炭。炒黄是将净制或切制后的饮片，置于预热炒制容器内，用文火或中火加热，炒至药物表面呈黄色或颜色加深并透出香气的操作过程。其中，王不留行、水红花子用中火炒至大部分爆成白花并透出香气的操作过程称为炒爆。炒焦是将净制或切制后的饮片，置于预热的炒制容器内，用中火或武火加热，炒至药物表面呈焦黄色或焦褐色，内部颜色加深，质地酥脆，并具有焦香气味的操作过程。炒炭是将净制或切制后的药物，置于炒制容器内，用武火或中火加热，炒至药物表面焦黑色或焦褐色，内部呈棕褐色或棕黄色的操作过程。

清炒法的一般操作程序如图 1-2 所示。

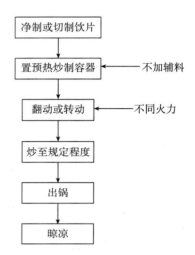

图 1-2　清炒法的一般操作程序

一、实验目的

1.掌握炒黄、炒焦和炒炭的基本方法和质量标准。

2.了解清炒的目的和意义。

3.通过炮制实验的操作练习，体会"火力""火候"等概念，加深学生对于传统中药炮制经验的理解，同时培养学生的动手、观察、想象等能力。

4.通过亲手炮制及观察火候的训练，学习如何通过形、色、气、味、质等特征来区分生、制中药饮片，判断常见中药不同规格炮制品的差异。

5.通过中药炒炭品的外观性状判断其是否"存性"。

二、实验内容

1.炒黄　王不留行、芥子、莱菔子、山楂、槟榔、栀子。

2.炒焦　山楂、槟榔、麦芽、栀子。

3.炒炭　地榆、槐米、白茅根、山楂、栀子。

三、实验指导

一般炒黄多用"文火"，炒焦多用"中火"，炒炭多用"武火"。要注意各种炒法中对火力有特殊要求的药物，如哪些中药炒炭用中火。

炒制前的饮片需拣去杂质、筛去灰屑后称重（W1），炒后再次称重（W2），按照下列公式计算收率。炒炭时要特别注意饮片的收率与炒炭存性的关系。

$$收率 = \frac{W2}{W1} \times 100\% \qquad\qquad （式1-1）$$

若实验药物有多种饮片规格，可以采用不同的炮制方法分别制备。如山楂生品可以分别炒黄、炒焦和炒炭，建议结合工艺条件比较不同炮制程度的饮片规格的质量差异。

操作及观察提示：①通过手试感温法结合测温仪的量化检测感受锅温，掌握投药时机，体会实验采用的加热设备控制火力的方法和技巧。必须反复实践和体验才能掌握该方法。一般炒黄多用"文火"，加热时间较短，但王不留行用中火或者武火爆花率高，需注意锅温、加热温度与加热时间的关系，以达到大部分爆白花为炮制目的。②有炒黄、炒焦或炒炭等多种饮片规格的中药，需要细心观察药物受热过程中的性状变化，如形态、颜色、气味、声响等，待符合规格标准，即达到火候，及时出锅，摊开晾凉。观察比较不同火力及相同火力不同炒制时间所得的不同炒制炮制品的性状差别，判断炮制火候是否适中。重点观察造成炮制品"外焦内生"现象的火力是什么。③炒炭时注意观察，控制好火力，防止完全炭化甚至灰化。炒炭品需凉透后贮存，防止复燃。选择一味药，分别炒至炒炭适中、不及和太过，记录工艺条件，计算收率，观察炒炭存性程度。④记录各味药的炒制工艺条件，观察成品性状并分析实验结果。

分析思路提示：①测温位置对测温结果有无影响？热锅和凉锅投药对炒制质量有无影响？投药量多少对炒制质量有无影响？出锅快慢对饮片质量有何影响？如何炒制才能提高王不留行炒制的爆花率？可采用什么方法判断其爆花率？②根据实验结果，分析炮制火力与炒制时间是否存在交互作用。如何操作才能保证饮片成品的质量稳定？③在什么情况下易出现外焦内生的现象？收率在判断药物炒炭是否存性上有无参考价值？若出现火星，不及时喷水灭之会出现什么现象？如何保证药物炒炭存性？

注：清炒法实验可根据课时及实验内容需要进行总体安排，如结合第二单元和第三单元的要求进行实验设计和炮制品的制备等。

四、实验器具与材料

1. 实验器具　电陶炉、炒锅、炒药铲、搪瓷盘、电子秤、量杯、手持红外测温仪、计时器、烧杯、称量纸等。

2. 实验材料　王不留行、芥子、莱菔子、山楂、槟榔、麦芽、栀子、地榆、槐米、白茅根等。

五、实验方法

（一）炒黄

1. 王不留行　取净王不留行，称重，置于热锅内（锅温很高，有烤手的感觉，用测温仪测量温度并记录），用中火加热，不断翻炒至大部分爆成白花（80%以上），迅速出锅放凉，称重，计算收率。

王不留行操作视频

成品性状：种皮爆裂成类球形白花，体轻质脆。

附：重量法检查王不留行爆花率的示例

取炒王不留行约10g，摊成正方形，依对角线画"×"字，使分成四等份，取对角两份，将爆花粒和未爆花粒分开，分别精密称定，依下式计算该供试品爆花率百分数。

$$爆花率（\%）=\frac{爆花粒重}{爆花粒重+未爆花粒重}\times100\%\qquad（式1-2）$$

建议：实验之前参阅第二单元和第三单元的相关实验内容指导，将后续实验单元的炮制品的制备一并完成。

2. 芥子　取净芥子，称重，置炒制容器内，用文火加热，炒至深黄色，有爆裂声，并逸散出香辣气时，取出晾凉，称重，计算收率。用时捣碎。

成品性状：表面淡黄色至深黄色，偶有焦斑，有香辣气。

（二）炒焦

1. 山楂　取净山楂，分档，称重，置于热锅内，用中火加热，不断翻炒至表面焦褐色，内部黄褐色，有焦香气逸出时，取出放凉，称重，计算收率。

成品性状：表面焦褐色，内部黄褐色，有焦香气。

建议：若有色差仪，可参看第三单元的实验指导，进行山楂清炒法的实验设计，量化检测其炒制的温度和时间，制备不同炮制工艺条件下的炮制品，观察其外观性状，采用分光测色仪量化检测其颜色，根据实验结果分析山楂的炮制工艺参数与传统饮片质量的关系，评价饮片颜色量化检测的价值。

2. 槟榔　取净槟榔片，分档，称重，置于热锅内，用文火加热，不断翻炒至断面的白色部分变为焦黄色，略具焦斑，取出放凉，称重，计算收率。

成品性状：表面焦黄色，偶有焦斑。

3. 麦芽　取净麦芽，过筛除去细末，称重，置于热锅内，用中火加热，不断翻动，有爆裂声，继续炒至表面焦褐色，喷淋少许清水，炒干取出，放凉称重，计算收率。

成品性状：表面焦褐色，有焦斑，有焦香气，味微苦。

4. 栀子　取栀子个砸碎，或取已砸碎的栀子粒，称重，置于热锅内，用中火炒至焦褐色或焦黑色，有焦香气，取出放凉，称重，计算收率。

成品性状：表面焦褐色或焦黑色，味微酸而苦。

（三）炒炭

1. 地榆　取净地榆片，分档，称重，置于热锅内，用武火加热，或先用中火后用武火加热，不断翻炒至外表焦黑色，内部棕褐色，喷淋清水灭尽火星，略炒至干，取出放凉，称重，计算收率。

成品性状：表面焦黑色，内部棕褐色，具焦香气，味微苦涩。

注意：比较选用不同火力炒制的饮片性状，看有无不同。

2. 槐米　取净槐米，称重，置于热锅内，用中火加热，不断翻炒至焦褐色，发现火星时，可喷淋适量清水熄灭，炒干，取出放凉，称重，计算收率。

槐米炒炭操作视频

成品性状：表面焦褐色，质轻，味涩。

3. 白茅根　取净白茅根，称重，置于热锅内，用中火加热，不断翻炒至焦褐色，发现火星时，可喷淋适量清水熄灭，炒干，取出放凉，称重，计算收率。

成品性状：表面黑褐色至黑色，略具焦香气，味苦。

附：电陶炉使用方法

1. 插上电源，打开电源开关，电陶炉开始工作。

2. 熟悉操作面板，根据不同品牌电陶炉操作方法，设置特定的功率或温度进行炒制。

3. 炒制过程中，可配合使用红外测温仪测量锅底温度，以确定炒制火力。

**电陶炉使用
方法视频**

4. 使用结束后，关闭开关，此时电陶炉仍在工作，自动散热，须等内部充分冷却后方能拔下电源，以免损坏电陶炉。

实验三　加固体辅料炒法和煨法

加辅料炒是将净制或切制过的中药生品饮片与固体辅料共同加热，并不断翻动至一定程度的操作过程。根据所加辅料的不同分为麸炒、米炒、土炒、砂炒、蛤粉炒和滑石粉炒等。

麸炒：将净制或切制过的药物，与均匀撒布在预热的炒制容器中已起烟的麦麸共同加热翻炒至一定程度的操作过程。一般炒至药物表面呈亮黄色或深黄色，麦麸呈焦黑色时，立即取出。每 100kg 药物，用麦麸 10～15kg。

米炒：将净制或切制过的药物与定量的米共同加热，并不断翻动至一定程度的操作过程。一般以米变焦黄色或焦褐色为宜。每 100kg 药物，用米 20kg。

土炒：将净制或切制过的药物与定量的灶心土（伏龙肝）粉共同加热，并不断翻动至一定程度的操作过程。一般土粉呈灵活状态时投入药物，翻炒至药物均匀挂上一层土粉，并透出香气为宜。每 100kg 药物，用土粉 25～30kg。

砂炒：亦称砂烫或砂烫炒。将净制或切制过的药物与热河砂共同加热，并不断翻动至一定程度的操作过程。一般翻炒至药物表面膨胀鼓起，酥脆为宜。河砂用量以能掩埋炮制品为宜。

蛤粉炒：亦称蛤粉烫或蛤粉烫炒。将净制或切制过的药物与热蛤粉共同加热，并不断翻动至一定程度的操作过程。一般翻炒至药物鼓起或成珠，内部疏松，外表呈黄色为宜。每 100kg 药物，用蛤粉 30～50kg。

滑石粉炒：亦称滑石粉烫或滑石粉烫炒。将净制或切制过的药物与热滑石粉共同加热，并不断翻动至一定程度的操作过程。一般翻炒至药物鼓起，酥脆，表面呈黄色为宜。每 100kg 药物，用蛤粉 40～50kg。

加固体辅料炒的一般操作程序如图 1–3 所示。

煨法是将药物用面皮或湿纸包裹，或用吸油纸均匀地隔层分放，进行加热处理的操作过程。麦麸煨和滑石粉煨是近代利用固体辅料掩埋翻炒缓慢加热，代替传统包裹煨的方法。其与麦麸炒和滑石粉炒的主要区别是，煨法辅料用量大，火力小，受热温度低，炒制时间长，且翻炒频率低。另外，麦麸煨法操作方法与麦麸炒不同，是将药物与麦麸同置

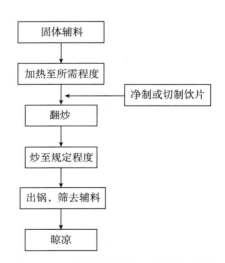

图 1–3　加固体辅料炒的一般操作程序

炒制容器内用文火加热至规定程度。

一、实验目的

1.掌握加固体辅料炒和煨法的操作方法、适用药物、注意事项及炒制品的质量要求；能以中药饮片炒制前后外观性状的变化判断 6 种加固体辅料炒制品种的火候。

2.熟悉固体辅料的种类，以及灶心土、河砂等固体辅料的处理方法。

3.了解加固体辅料炒和煨法的目的和意义。

二、实验内容

1.麸炒　枳壳、僵蚕。

2.米炒　党参。

3.土炒　山药、白术。

4.砂烫　鸡内金、骨碎补。

5.蛤粉烫　阿胶。

6.滑石粉烫　水蛭。

7.滑石粉煨　肉豆蔻。

三、实验指导

炒制前，需要先处理固体辅料。麦麸要筛去细粉；灶心土碾成细粉，过筛备用；河砂筛去细砂和土粉，拣去粗粒，取中粗的洁净河砂备用；砂炒后需醋淬的药物要准备好米醋。

为确保炒制品的质量，炒烫前常运用"试温"的方法掌握投药时机。如麸炒时，撒入少量麦麸于热锅的锅底和四周，若起浓烟则锅温适宜投药炒制。砂炒、蛤粉炒和滑石粉炒也称为烫炒，将少量药物投入加热的固体辅料中，通过试烫时的手感来判断辅料是否达到投药的灵活状态。若辅料温度过热，可添加冷的辅料，调节至适宜温度。土炒的火候，以药物表面挂上土粉且不显焦煳为宜。

操作及观察提示：①应在麸下烟起时投药。若在加辅料炒制流程中，凉锅加入麦麸投药炒制，观察会出现的现象。比较不分饮片大小一锅炒制和大小分档分别炒制的饮片质量差异。②比较米的用量与炒至火候时米的颜色变化有何不同。③观察灶心土粉碎度和土温对炒制质量的影响。比较使用新的灶心土和多次使用后的灶心土炒制的饮片性状差异。④炒过剧毒药物如马钱子的辅料，不能再用于炒制其他药物，也不可乱倒，要集中特殊处理。⑤观察温度高低对阿胶珠质量的影响。⑥比较滑石粉炒和煨在辅料用量、火力、火候方面的不同。

分析思路提示：①麸炒如何操作才能保证饮片质量，达到炮制目的？②投药量、辅料用量与炒制质量有什么关系？③为保证饮片质量，土炒时有哪些注意事项？④白术既可麸炒，也可土炒，其炮制目的有何不同？⑤河砂没有药效，为什么要利用河砂炒药物？河砂的用量是否会对饮片质量产生影响？⑥阿胶块如何软化切制？若易碎，其原因是什么？为保证饮片质量，蛤粉炒制有哪些注意事项？⑦都是采用滑石粉为辅料，为什么分别采用炒和煨的操作？其适用范围和炮制目的有何不同？

四、实验器具与材料

1. 实验器具　电陶炉、炒锅、炒药铲、炊帚、笊篱、筛子、瓷盘、电子秤、测温仪、计时器等。

2. 实验材料　枳壳、僵蚕、党参、山药、白术、鸡内金、骨碎补、阿胶、水蛭、肉豆蔻、麦麸、大米、灶心土、河砂、蛤粉、滑石粉等。

五、实验方法

（一）麸炒

1. 枳壳　取净制并大小分档的枳壳，称重，先用中火将锅烧热至烫手，撒入麦麸即刻起烟时，均匀撒入麦麸，投入净枳壳片并迅速翻动，炒至枳壳表面淡黄色时取出。筛去麦麸，放凉，称重，计算成品收率。每 100kg 枳壳片，用麦麸 10kg。

成品性状：表面呈淡黄色，偶有焦斑。

2. 白术　取净制并大小分档的白术，称重。先用中火将锅烧热至烫手，撒入麦麸即刻起烟时，均匀撒入麦麸，投入净白术并迅速翻动，炒至白术表面呈黄棕色时，取出。筛去麦麸，放凉，称重，计算成品收率。每 100kg 白术，用麦麸 10kg。

麸炒白术操作视频

成品性状：表面黄棕色，偶见焦斑，略有焦香气。

3. 僵蚕　取净制僵蚕，称重，先用中火将锅烧热至烫手，撒入麦麸即刻起烟时，均匀撒入麦麸，投入净僵蚕并迅速翻动，炒至僵蚕表面黄色时取出。筛去麦麸，放凉，称重，计算成品收率。每 100kg 僵蚕，用麦麸 10kg。

麸炒僵蚕操作视频

成品性状：表面黄色，偶有焦斑，腥味减弱。

（二）米炒

党参　取净制党参，称重，将大米置于热锅内，用文火加热，至大米冒烟时，倒入党参段，翻炒至大米呈焦褐色，党参呈老黄色时，取出。筛去米、放凉，称重，计算成品收率（也可用湿米炒法）。每 100kg 党参片，用大米 20kg。

成品性状：表面呈老黄色，微有褐色斑点，具香气。

（三）土炒

1. 山药　取净制并大小分档的山药，称重，先将灶心土粉（或赤石脂粉）置于热锅内，用中火加热，至土粉呈轻松灵活状态时，倒入山药片，不断翻炒，至山药挂土色，表面显土黄色，并透出山药之固有香气时，取出。筛去土，放凉，称重，计算成品收成率。每 100kg 山药，用灶心土 30kg。

成品性状：类圆形的厚片，表面土黄色，黏有土粉，略具焦香气，

2. 白术　取净制并大小分档的白术，称重，先将灶心土粉置于热锅内，用中火加热，至土粉呈轻松灵活状态时，倒入白术片，不断翻炒，至白术挂土色，表面显土黄色，并透出白术固有香气时，取出。筛去土，放凉，称重，计算成品收率。每 100kg 白术，用灶心土 30kg。

成品性状：不规则厚片，表面显土黄色，附有细土末。

（四）砂炒

1. 骨碎补　取净制并大小分档的骨碎补，称重，先将净砂置于热锅内，用武火加热，至滑利容易翻动时，投入骨碎补，不断翻炒，至鼓起（颜色略加深，但厚度约为原来的两倍），毛色焦黄时，取出。筛去河砂，放凉，称重，计算成品收率。

砂炒骨碎补
操作视频

成品性状：为厚片状，膨松鼓起，表面棕褐色或焦黄色，有纵长的裂纹，鳞叶已掉落或易刮掉，质地轻脆易折断，断面淡棕褐色或淡棕色，味微苦涩，气香。

2. 鸡内金　取净制并大小分档的鸡内金，称重，先将净砂置于热锅内，用中火加热，至滑利容易翻动时，倒入大小一致的鸡内金，不断翻炒，至鼓起，卷曲，表面金黄色，质脆，具焦香气时，取出。筛去河砂，放凉，称重，计算成品收率。

成品性状：呈发泡的卷曲状，淡黄色，略具焦斑，质松脆，易碎，有焦香气。

（五）蛤粉烫

阿胶　取阿胶丁，称重，先取蛤粉置于热锅内，用中火加热至灵活状态，放入阿胶丁，不断翻埋，烫至阿胶丁鼓起呈圆球形，内无"溏心"，颜色由乌黑转为深黄色，表面附着一层薄薄的蛤粉时，迅速取出，筛出蛤粉，放凉，称重，计算成品收率。每 100kg 阿胶，用蛤粉 40kg。

小型炒药机蛤粉
炒阿胶操作视频

成品性状：呈类圆球形，表面灰白色至灰褐色，内无"溏心"，质轻而脆，中空略呈海绵状。

（六）滑石粉烫

水蛭　取净制后的水蛭，称重，先将滑石粉置热锅内，用中火加热至灵活状态，倒入净水蛭段，翻炒至微鼓起，呈黄棕色，有腥气散发出来时，取出。筛去滑石粉，放凉，称重，计算成品收率。每 100kg 水蛭，用滑石粉 40kg。

成品性状：呈淡黄色或黄棕色，微鼓起，质松脆，易碎，有腥气。

（七）滑石粉煨

肉豆蔻 取净制肉豆蔻，称重，先将滑石粉置于锅内，加热至灵活状态，投入肉豆蔻，翻埋至肉豆蔻呈深棕色，有裂纹并有油流出，粘上滑石粉，有浓烈的香气逸出时，取出。筛去滑石粉，放凉，称重，计算成品收率。每100kg肉豆蔻，用滑石粉50kg。

成品性状：呈卵圆形或椭圆形，表面棕黄色或淡棕色，有裂纹显油润，黏附有滑石粉，断面有棕黄相杂的大理石纹理，香气浓郁，味辛辣。

实验四　炙　法

炙法属于加液体辅料炒制，是将净选或切制后的药物加入一定量的液体辅料拌炒，使辅料逐渐渗入药物组织内部的操作方法。根据液体辅料的不同分为酒炙、醋炙、盐炙、姜炙、蜜炙、油炙等。

一、实验目的

1. 掌握各种炙法的操作方法、注意事项、成品规格、辅料的选择与一般用量。
2. 熟悉采用炙法炮制的常用中药炮制规格、炮制方法和炮制作用。
3. 了解各种炙法的目的与意义。

二、实验内容

1. 酒炙　大黄。
2. 醋炙　乳香、柴胡。
3. 盐炙　知母、黄柏。
4. 蜜炙　甘草、槐角。
5. 姜炙　厚朴、竹茹。
6. 油炙　淫羊藿。

三、实验指导

炙法一般采用先加辅料与药物拌匀闷润，待药透汁尽后炒干的操作方法，但乳香、没药、五灵脂、百合、槐角、车前子等，需采用先炒药后喷洒辅料的操作方法。药物炙制后在性能和理化性质等方面都可能发生某些变化，可起到解毒、抑制偏性、增强疗效、矫味、矫臭等作用，从而最大限度地发挥治疗作用。

炙法的操作有两种，图1-4是先加辅料后炒药的操作程序，图1-5是先炒药后喷洒辅料的操作程序。

操作及观察提示：①各炙法中采用先拌辅料后炒药的方法炒制时，一定要闷润至辅料完全被吸尽或渗透到药物组织内部后，才可进行炒制。酒炙、醋炙药物闷润时，容器要加盖密闭，以防酒、醋迅速挥发。后加辅料炙的药物，辅料要均匀喷洒在药物上，不要沿锅壁加入，以免辅料迅速蒸发。②若液体辅料用量较少，不易与药物拌匀时，可先加适量水稀释后，再与药物拌润，炼蜜应加开水稀释。③在炙炒时，火力不可过大，翻炒宜勤，一般炒至近干，颜色加深时，即可出锅摊晾。

分析思路提示：①为什么炙法操作中辅料有先加和后加之分？分别适用于哪些药物？有何控制的方法和标准？②炙法所用液体辅料的制备方法、一般用量及炙药的作用是什么？

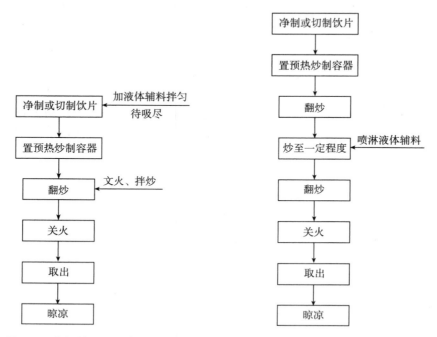

图1-4　先加辅料后炒药的操作程序　　　图1-5　先炒药后喷洒辅料的操作程序

四、实验器具与材料

1. 实验器具　炒锅、电陶炉、炒药铲、搪瓷盘、量筒、电子秤、测温仪、计时器、纱布等。

2. 实验材料　大黄、乳香、柴胡、知母、黄柏、甘草、槐角、厚朴、竹茹、淫羊藿、黄酒、米醋、姜、食盐、蜂蜜、羊脂油等。

五、实验方法

（一）酒炙

大黄　取净大黄片，称重，加定量黄酒拌匀，闷润约1小时至黄酒被吸尽，取闷润好的大黄片，置炒制容器内用文火炒干，色泽加深，取出放凉，筛去碎屑。每100kg大黄片，用黄酒10kg。

成品性状：表面深棕色或棕褐色，偶有焦斑。折断面呈浅棕色，质地坚实，略有酒香气。

（二）醋炙

1. 乳香　取净乳香，称重，计算用醋量，将药物置于热锅内，用文火加热，炒至冒少量的烟，表面微熔发亮，喷淋定量米醋，继续拌炒至表面显油亮光泽，取出放凉，称重。每100kg 乳香，用米醋 5kg。

成品性状：表面呈深黄色，油亮，微有醋香气。

2. 柴胡　取净柴胡片，称重，加定量米醋拌匀，闷润 1 小时至米醋被吸尽，取闷润好的柴胡片，置炒制容器内用文火炒干，色泽加深，取出放凉。每100kg 柴胡，用米醋20kg。

成品性状：较生品色泽加深，略有焦斑，具醋香气。

（三）盐炙

1. 知母　取净知母片，称重，置于热锅内，用文火炒至略变色，喷淋适量的盐水，炒至微黄色，取出放凉。每100kg 知母，用食盐 2kg。

成品性状：呈不规则类圆形厚片或条状片，表面微黄色，偶有焦斑，略具咸味。

2. 黄柏　取净黄柏丝，称重，用盐水拌匀，闷润 1 小时至盐水被吸尽，取闷润好的黄柏丝，置于热锅内，用文火炒至深黄色，边角略有焦斑，取出放凉。每100kg 黄柏丝，用食盐 2kg。

成品性状：呈微弯曲的丝，表面深黄色，边角有少量焦斑，味苦微咸。

附：食盐水的配制方法

配制食盐水时，加水量视药物的吸水情况而定，一般为食盐用量的 4～5 倍。

（四）蜜炙

1. 甘草　取净甘草片，加入以一倍量开水稀释的炼蜜拌匀，闷润至蜜水吸尽，取闷润好的甘草片，置于热锅内，用文火加热，炒至表面棕黄色，不黏手时，取出放凉。每100kg 甘草片，用炼蜜 25kg。

成品性状：呈棕黄色，略有焦斑，微有光泽，味甜，具焦香气。

2. 槐角　将槐角净制，掰成单粒状，置于热锅内，用中火炒至鼓起，喷淋适量蜜水，再炒至表面光亮，不黏手时，取出放凉。每100kg 槐角，用炼蜜 5kg。

成品性状：为连珠状的豆荚，表面鼓起，呈深褐黄色，有光泽，略带黏性。

附：炼蜜的制备方法

取原蜜或商店中购回的瓶装蜜，入锅内中火加热至徐徐沸腾后，改用文火，保持沸腾，并除去泡沫及上浮的杂质、蜡质，然后用箩筛或纱布滤去死蜂、杂质，再倾入锅内，加热至 116～118℃，含水量为 10%～13%，满锅起鱼眼泡，用手捻之有黏性，两指分开无长白色丝出现时，迅速出锅，放凉备用。

（五）姜炙

1. 厚朴 取净厚朴丝，加入以一倍量水稀释的姜汁拌匀，闷润 1 小时至姜汁吸尽。取变软的厚朴丝，置于热锅内，用文火加热，炒干变硬，边缘略有焦斑并透出特殊的气味时（厚朴酚气味），取出，放凉。每 100kg 厚朴，用生姜 10kg（干姜用 1/3），制成姜汁 10kg。

成品性状：为丝条状，表面深褐色，边角略有焦斑，具姜的辛辣气味和厚朴酚的气味。

2. 竹茹 取净竹茹揉成 3g 重的小团，称总重量。将竹茹团逐个压平，再将以一倍水稀释后的姜汁均匀淋洒于竹茹团上，闷润半小时。取两个用姜汁闷润好的竹茹团，置于热锅内，用文火如烙饼状，烙至两面显黄色焦斑，取出，晾干。每 100kg 竹茹，用生姜 10kg（干姜用 1/3），制成姜汁 10kg。

成品性状：炙后颜色加深，扁圆形，显黄色焦斑，具姜的辛辣气味。

附：姜汁的制备方法

（1）捣汁法 取生姜洗净切碎，置适宜容器中捣烂，加适量水，用纱布包裹，压榨取汁，残渣再加水共捣，再压榨取汁，如此反复 2～3 次，合并姜汁，配成 1：1 的浓度，备用。

（2）煮汁法 取生姜片或干姜片，置于锅中，加适量水煮半小时，过滤，残渣再加水煮半小时，再过滤，合并两次煎汁，浓缩成 1：1 的浓度，备用。

（六）油炙

淫羊藿 取净淫羊藿，称重，计算羊脂油用量，取羊脂油置于锅内，用文火加热至全部融化时，倒入净淫羊藿，炒至微黄色，油脂被吸尽时，取出放凉，称重。每 100kg 淫羊藿，用炼羊脂油 20kg。

成品性状：表面微黄色，润泽光亮，质脆，具羊油香气。

附：羊脂油的制备

取肥羊肉，切成小块，置锅中，加热炼制，至油出尽后，滤去油渣，将油放凉备用。

实验五 蒸煮等其他炮制方法

蒸法：将净制或切制后的药物加辅料或不加辅料，装入蒸制容器内隔水加热至一定程度的操作过程。

煮法：将净制后的药物加辅料或不加辅料，放入锅内，加适量清水同煮的操作过程。

焯法：将药物置沸水中浸煮短暂时间，取出，分离种皮的操作过程。

煅法：将净制过的药物直接放于无烟炉火中或适当的耐火容器内，高温加热至一定程度的操作过程。

发芽法：将净制后的新鲜成熟的果实或种子，在一定的温度或湿度条件下，促使其萌发幼芽的操作过程。

提净法：将一些可溶性无机盐类，经过溶解、过滤，除净杂质后，再进行重结晶，制备纯净药物的操作过程。

制霜法：将药物适当加热，除去油脂，制成松散粉末的操作过程。

干馏法：将药物置于容器内，以火烤灼，使其产生汁液的操作过程。

水飞法：指对某些不溶于水的矿物类、贝壳类中药，利用粗细粉末在水中悬浮性不同，将其反复进行研磨、水中混悬，制备成极细粉末的操作过程。

发酵法：指经净制处理后的药物，在一定的条件下，借助微生物和酶的作用，使药物表面发泡生衣并产生新疗效的操作过程。

一、实验目的

1. 掌握蒸法、煮法、焯法、煅法、发芽法、提净法、制霜法、干馏法、水飞法、发酵法的操作方法、主要工序和质量要求。

2. 了解蒸法、煮法、焯法、煅法、发芽法、提净法、制霜法、干馏法、水飞法、发酵法的目的和意义，以及所加辅料的性质和作用。

二、实验内容

1. 蒸法 地黄。

2. 煮法 远志。

3. 焯法 苦杏仁。

4. 煅法 白矾、灯心草（荷叶）、代赭石。

5. 发芽法 黄豆。

6. 提净法　芒硝 、硇砂。

7. 制霜法　苦杏仁。

8. 干馏法　蛋黄油。

9. 水飞法　朱砂、炉甘石（煅淬后水飞）。

10. 发酵法　淡豆豉、六神曲。

三、实验指导

1. 煅法　依据操作方法和要求的不同，煅法分为明煅法、煅淬法和扣锅煅法。明煅法是将净制过的药物置于适宜的耐火容器内高温加热处理的操作过程。煅淬法是将净制过的药物在高温有氧条件下煅烧至红透后，立即投入规定的液体辅料中骤然冷却的操作过程，适用于采用明煅法仍然不能酥脆的矿物药。扣锅煅又称密闭煅、闷煅、暗煅，是将净制过的药物在高温缺氧条件下煅烧成炭的操作过程。

2. 蒸法　不加辅料者为清蒸，加辅料者为加辅料蒸。将药物置于适宜的容器内，密闭，隔水蒸或用蒸气加热至辅料被完全吸尽的操作过程称为炖法。

3. 煮法　清水煮一般要将药物煮透，至切开内无白心，如川乌。加辅料煮一般需煮至药透汁尽，如甘草汁煮远志。

4. 燀法　用水量大，加热时间短。

5. 发酵法　发酵时，必须具备一定的环境条件，如温度、湿度、空气、水分等。

操作及观察提示：①白矾煅制时应一次煅透，中途不得停火，不要搅拌，以免出现夹生的现象。②芒硝观察有无结晶出现，注意结晶的形状。③鸡蛋煮制时间要稍长，充分煮熟，防止有溏心。④发酵过程须一次完成，不中断，不停顿。在发酵过程中需控制适宜的温度和湿度。

分析思路提示：①为达到煅炭存性，应该如何操作？为什么？为什么必须放凉后出锅？②白矾煅制时，可采用坩埚在电陶炉上直火加热，或采用微波炉煅制，二者在操作、煅制效率、成品质量方面有何区别？③如何操作才能使芒硝结晶率提高？为什么？④采用提净法炮制芒硝和紫硇砂时，两者析出结晶的方式有何不同？为什么？⑤干馏时，为何要将鸡蛋煮到全熟无溏心？如何操作能够提高成品率并防止出现迸溅现象？⑥药物发酵和发芽的条件分别是什么？炮制目的是什么？

四、实验器具与材料

1. 实验器具　高压锅、恒温恒湿箱、炒锅、电陶炉、炒药铲、陶瓷盆、量筒、电子秤、测温仪、计时器、纱布、制曲模具等。

2. 实验材料　地黄、远志、白矾、灯心草（荷叶）、代赭石、黄豆、芒硝、硇砂、苦杏仁、蛋黄油、朱砂、炉甘石、黄酒、米醋、面粉、赤小豆、（鲜）青蒿、（鲜）苍耳草、（鲜）辣蓼等。

五、实验方法

（一）蒸法

熟地黄　取洗净的生地黄，称重，加黄酒拌匀，置于适宜容器（如炖盅）内，放高压锅内，密闭高压锅，关好高压阀，隔水蒸至酒吸尽（45 ～ 60 分钟），色变乌黑，味转甜，停火，放凉，至压力降为 0 时，打开高压锅，取出熟地黄，晒至外皮黏液稍干，切厚片，干燥。每 100kg 生地黄，用黄酒 30kg。

高压锅酒蒸地黄
操作视频

　　成品性状：表面乌黑发亮，质滋润而柔软，易粘连，味甜，微有酒气。

（二）煮法

远志　取甘草，加适量水煎煮两次，去渣，煎液浓缩至甘草量 10 倍，加入净远志段，用文火煮至汤液吸尽，取出，干燥。或取适量甘草，用纱布包裹，加入远志 5 倍量水煎，沸腾后半小时，加入净远志段，用文火煮至汤吸尽，取出，干燥。每 100kg 远志，用甘草 6kg。

　　成品性状：表面黄棕色，味微甜，嚼之无刺喉感。

（三）焯法

苦杏仁　将苦杏仁重量 10 倍的水加入锅中煮沸，投入杏仁，煮烫 5 分钟，用漏勺捞出，投入冷水中浸泡 5 分钟，用手搓去种皮，取净种仁晾干即可。

　　成品性状：扁心形，表面乳白色或黄白色，一端尖，另一端钝圆，富油性，有特异的香气，味苦。

（四）煅法

1. 白矾　取明矾，除去杂质，筛或拭去浮灰，打碎，称重，置于适宜的容器内，用武火加热，至熔融成液体状，继续加热至水分完全蒸发，呈体松泡的白色蜂窝状固体时，取出，放凉，称重，比较煅制前后药物质量的变化。煅制时可采用坩埚在电陶炉上直火加热，或采用微波加热。

微波炉煅白矾
操作视频

　　成品性状：呈洁白色，无光泽，蜂窝状，体轻松，手捻易碎。

2. 代赭石　取净赭石，称重，砸成小块，置耐火容器内，用武火加热，煅至红透，立即倒入醋液淬制，如此反复 2 ～ 3 次，至质地酥脆，淬液用尽为度，放冷称重，用时研成粗粉。每 100kg 代赭石，用醋 30g。

　　成品性状：粗粉末，暗褐色或紫褐色，光泽消失，质变酥易碎，磁性有所增强，微有醋气。

3. 灯心草　取净灯心草，称重，均匀铺在适宜容器内，上扣一较小容器，两容器结合处用盐泥或大量河沙封固，上压重物，并贴一块白纸条或放大米数粒。先用文火加热，后用武火煅至白纸或大米呈深黄色时，停火，待凉后取出。

成品性状：呈黑色，有光泽，质轻松，易碎。

灯心草煅炭
操作视频

（五）发芽法

大豆黄卷　取黑豆或黄豆 20g，拣净杂质，用水浸泡 6～10 小时至鼓起，放入容器内盖严，每天用温水冲洗 1～2 次，或放置在恒温恒湿箱中（设定温度在 18～25℃，湿度在 42%～45%），至芽长 0.5～1cm，取出晒干。

成品性状：呈椭圆形，黑色或黄色，微皱缩，靠一侧有一明显的脐点，在脐内的上方有一小芽，质脆易裂开，断面绿色或黄色。无臭，味甘，嚼之有豆腥气。

（六）提净法

1. 芒硝　取适量新鲜萝卜，洗净，切片，用水煮约 20 分钟，至萝卜呈透明状，过滤，取煎液，浓缩至芒硝重量的 2.5 倍左右，加入天然芒硝共煮，至全部溶化，趁热过滤，滤液倒入烧杯中，放置在 2～10℃下待自然析出结晶，结晶完全后，捞出晶体，避风干燥，即为成品芒硝。将母液合并，适当浓缩后可再行析出结晶，如此操作至不再析出结晶为止。每 100kg 芒硝，用鲜萝卜 20kg。

成品形状：棱柱状、长方形或不规则块状及粒状，无色透明或类白色半透明，质脆，易碎，断面显玻璃样光泽。气微，味咸。

2. 紫硇砂　取适量紫硇砂，称重，适当破碎，用约 2 倍量沸水溶化后，用漏斗过滤，除去杂质，再将滤液倾入烧杯中，加适量米醋，置电陶炉上加热，至溶液表面析出结晶，随即捞出结晶，置于白色吸潮纸（或滤纸）上，晾干即成。每 100kg 紫硇砂，用米醋 50kg。

成品性状：呈乳白色或微带黄色的粉末状结晶。

（七）制霜法

杏仁霜　取干燥的净㷮杏仁，称重，碾成泥状，里层用布，外层用纸包严，用压榨器榨去油，取出，研松散，包上布，蒸热 1 分钟，再取出，包纸压榨，如此反复几次，至呈松散粉末，不再黏结成饼为度。

成品性状：呈浅黄色粉末，松散微显油性。有特异香气，味苦。

（八）干馏法

蛋黄油　将鸡蛋洗净煮熟，去壳及蛋白后取蛋黄，置炒药锅内，压碎，先用文火加热，并不断翻炒，待水分蒸发后再用武火继续翻炒，至蛋黄呈焦黑色，有焦香气，有油馏出，及时将油吸出即得。

成品性状：呈棕黑色油状液体，具青黄色荧光。

（九）水飞

1.朱砂　取适量朱砂，用磁铁吸尽铁屑，置乳钵内，加少许水研磨成糊状，再加多量水搅拌，倾取混悬液。下沉的粗粉如上法继续加水研磨，反复操作多次，直至全部朱砂都研成细粉，将不能磨碎的杂质弃掉，合并混悬液，静置，倾去上层清水，取出沉淀置滤纸上，40℃以下低温干燥，再研细，即得朱砂极细粉末。

成品性状：朱红色极细粉末，体轻，以手指捻之无粒状物，以磁铁吸之无铁末。气微，无味。

2.炉甘石（煅淬后水飞）　取净炉甘石，置适宜容器内，放电陶炉上煅至红透，取出，立即投入盛有冷水的方瓷盘中浸淬，未煅透者捞出再煅，反复煅淬3～4次。将煅淬好的炉甘石置乳钵内，加少许淬液研磨，取上层的混悬液，余者加水继续研磨，直至全部炉甘石都研成细粉末。将不能磨碎的杂质渣子弃掉，合并淬液和研磨液，静置，倾去上层清水，干燥，即得煅炉甘石的极细粉末。

成品性状：极细粉状，灰白色或白色，质轻松。无臭，味微涩。

（十）发酵法

1.淡豆豉　取桑叶、青蒿加水煎汤，取汤与洗净的黑豆拌匀至汤吸尽，放蒸锅内蒸至黑豆膨胀（用牙能咬透但不成粉），取出置适宜容器内，盖上一层纱布，纱布上盖上药渣，再盖上盖子，置温暖地方，闷至发酵生黄衣，取出，除去药渣，晒干即可。每100kg黑豆，用桑叶、青蒿各7kg，煎汤40kg。

成品性状：呈椭圆形或扁圆形，大小不一，外皮黑色，有时可见黄白色的菌衣，皮多松泡、质脆、易破碎，断面棕黄色，有霉臭，味甘淡。

2.六神曲　取苦杏仁、赤小豆碾成粉末，与面粉（或麦麸）混匀，加入鲜青蒿、鲜辣蓼、鲜苍耳草药汁，揉搓成"捏之成团、掷之即散"的粗颗粒状软材，置模具中压制成扁平方块，用草纸包严，放入容器内，按品字形堆放，上面覆盖鲜青蒿等药渣。置30～37℃、相对湿度70%～80%处，经4～6天即能发酵，待药表面生出黄白色霉衣时取出，除去草纸，切成2.5cm^{2}的小块，干燥。

每100kg面粉，用杏仁、赤小豆各4kg，鲜青蒿、鲜辣蓼、鲜苍耳草各7kg（干药材为鲜药材量的1/3）。药汁为鲜草汁或其干药材的煎出液。

成品性状：为不规则小块，表面灰黄色，粗糙，质坚脆，微具发酵香气。

第二单元　中药炮制综合性实验

　　现代炮制实验一般称为综合性实验，多采用化学、药理学和毒理学的研究方法比较中药炮制前后的成分、药效和毒性的变化，分析炮制的意义，阐明中药炮制减毒增效的原理。综合性实验的特点体现在实验内容不局限于中药炮制本身，而是综合了中药学各学科基础知识和基本实验技能，实验方法和技术手段丰富多样。验证性实验和综合性实验的教学方法都是由教师准备好实验器具，学生按照实验讲义的要求及实验步骤进行实验操作，观察实验现象，记录实验过程，处理实验数据，得出实验结果，并对实验结果进行分析与讨论，撰写实验报告。

　　本单元为综合性实验，在完成炮制操作的基础上，增加对中药炮制前后化学成分或药理作用的比较研究，让学生更好地理解炮制对饮片成分含量、溶出率、酶活性、药理作用的影响；从不同角度阐释中药炮制的科学内涵，让学生体会中药炮制对临床疗效影响的机制，从而进一步巩固中药炮制基本理论知识。同时，让学生熟悉各种中药分析方法及药理实验在中药炮制研究中的应用，激发学习兴趣，提高综合运用各项分析技术和方法的能力，培养中医药思维，提高自身能力和素质。

实验一　焯法对于苦杏仁中酶活性的影响

一、实验目的

　　通过苦杏仁生、制品酶活性的比较，了解苦杏仁炮制前后化学成分的变化，深刻领会苦杏仁焯制的目的和意义。

二、实验指导

　　苦杏仁中含有药效成分苦杏仁苷，能够在体内胃酸作用下缓慢分解，产生氢氰酸。氢氰酸对呼吸中枢有镇静作用，故少量服用可以镇咳，但大剂量可中毒，引起组织窒息。由于苦杏仁生品在入汤剂煎煮时，在从冷水到沸腾慢慢升温的时间段中，有一段时间的温度适合苦杏仁中的苦杏仁酶发挥作用，在一定的温度和湿度条件下，苦杏仁苷易被共存的苦杏仁酶和野樱酶水解，产生氢氰酸而逸散，导致药效成分损失。采用燁法炮制苦杏仁能够破坏所含的苦杏仁酶，达到"杀酶保苷"的作用，有利于保存有效成分，同时又能降低毒性，保证用药安全有效。

三、实验器具与材料

1. 实验器具　烧杯、石棉网、电陶炉、具塞试管、水浴锅、研钵。
2. 实验材料　饱和碳酸氢钠、苦味酸试纸、苦杏仁。

四、实验操作步骤

（一）药物的炮制

1. 生苦杏仁　取苦杏仁，净选，备用。
2. 燁苦杏仁　取苦杏仁若干，置约 10 倍量的沸水中略焯煮，加热约 5 分钟，等到种皮膨起即可捞出，放入冷水中进行浸泡处理，搓开种皮与种仁，干燥，筛去种皮即可。

（二）苦杏仁生、制品酶活性定性检测

分别取苦杏仁的生、制品，研碎，取粗粉约 0.5g，分别放入两支试管中，加水数滴使之湿润，在试管口分别悬挂一条用饱和碳酸钠试液润湿过的苦味酸试纸，用软木塞塞紧。将试管置于 40 ～ 50℃ 的水浴中加热 10 ～ 15 分钟，由于苦杏仁生品会被酶水解释放出氢氰酸，与苦味酸钠试纸反应呈砖红色，燁苦杏仁因为酶被破坏而反应不明显或者不反应。

五、注意事项

进行测定时，苦味酸试纸要悬挂在样品液的上方，不能浸泡在样品液中。

六、结果分析

将观察到的现象进行总结讨论，检测的结果说明什么问题？能否达到实验目的？说明炮制的意义。

七、思考题

苦杏仁炮制前后的化学反应有哪些？这能为苦杏仁的质量评价提供什么帮助？
（注：该实验可与第一单元的实验五穿插进行）

实验二　麻黄根与茎的分离及其生物碱组分的定性分析

一、实验目的

采用薄层色谱定性分析，比较麻黄根与麻黄茎中物质基础的差异，从而加深理解麻黄净制需分离麻黄根和麻黄茎分别药用的科学内涵。

二、实验指导

麻黄的根和麻黄茎分别作为麻黄根和麻黄用于临床。两者均含有生物碱类成分，但其生物碱类别不同。麻黄根中主要含有大环精胺类生物碱，如麻黄碱 A、B、C、D 等，具有止汗、降低血压的作用。而从麻黄茎中分离得到的主要单一药效成分有麻黄碱和伪麻黄碱，具有发汗、升高血压的作用。

利用薄层色谱法的定性分析，将麻黄根与麻黄茎的待测样品溶液点在薄层板上，在展开容器内利用展开剂展开，得到麻黄根与茎中不同生物碱成分的薄层色谱图，并将色谱图与相关对照品的色谱图进行比较，通过色谱图的斑点数目及位置，分析麻黄根和麻黄茎中生物碱的成分差异，进而阐明麻黄需通过净制分离根与茎不同药用部位分别入药的炮制机理。

三、实验器具与材料

1. 实验器具　薄层板、硅胶 G、涂布器、内径为 0.5mm 管口平整的普通毛细管、玻璃制薄层色谱展开缸、超声提取器。

2. 实验材料　麻黄根、麻黄茎、1% 的香草醛硫酸溶液、盐酸麻黄碱对照品、三氯甲烷、甲醇、氨水。

四、实验操作步骤

将麻黄根与麻黄茎分别打粉，过 3 号筛。取麻黄根、麻黄茎粉末各 0.5g，加甲醇 10mL，超声处理 40 分钟，滤过，取滤液作为供试品溶液。吸取上述两种溶液各 10μL，分别点于同一硅胶 G 薄层板上，以三氯甲烷 – 甲醇 – 水（40∶10∶1）为展开剂，展开，取出，晾干，喷以 1% 的香草醛硫酸溶液，于 105℃下烘干显色。

取麻黄茎粉末 1g，加浓氨试液数滴，再加三氯甲烷 10mL，加热回流 1 小时，滤过，滤液蒸干，残渣加甲醇 2mL 充分振摇，滤过，取滤液作为供试品溶液。另取盐酸麻黄碱对照品，加甲醇制成每 1 mL 含 1mg 的溶液，作为对照品溶液，分别点于同一硅胶 G 薄层板上，以三氯甲烷 – 甲醇 – 浓氨试液（20∶5∶0.5）为展开剂，展开，取出，晾干，喷以茚三酮试液，在 105℃加热至斑点显色清晰。供试品色谱中，在与对照品色谱相应的位置上，显相同的红色斑点。

五、注意事项

1. 在制备供试品溶液时，选取的麻黄根和麻黄茎粉末粒度大小要一致。
2. 等显色剂完全干燥，再将硅胶板放入加热装置中烘干。

六、结果分析

根据所得的薄层色谱图，比较麻黄不同药用部位的斑点位置和数目，分析麻黄根和麻黄茎功效不同的主要原因。

七、思考题

1. 为什么在制备供试品溶液的过程中，要加入数滴浓氨试液？
2. 要求供试品粉碎粒度一致的目的是什么？

实验三　槟榔水处理软化方法对成分的影响

一、实验目的

以槟榔作为代表性的实验药材，使学生充分理解合理的水处理方法对软化药材的意义。

二、实验指导

药材在切制之前，通常要进行水处理软化，使得药物吸收充足的水分，增加柔软性，便于之后的切制。根据药材的性质，常见的水处理方法有淋法、洗法、泡法、漂法、润法。如果水处理软化药材的方法不当，会造成药效成分的流失。药材软化的通常要求是"软硬适中""药透水尽""避免伤水"。当水分不足时，药材未软化完全，给切制造成难度。水分太过，容易导致药材"伤水"，且槟榔中的小分子生物碱，如槟榔碱等药效成分易溶于水而流失。

三、实验器具与材料

1. 实验器具　烧杯、切药刀、锥形瓶、冷凝管、铁架台、移液管、滤纸、薄层板、硅胶 G、涂布器、内径为 0.5mm 管口平整的普通毛细管、玻璃制薄层色谱展开缸、薄层扫描仪、色差仪、旋转蒸发仪、离心管、离心机。

2. 实验材料　槟榔、环己烷、乙酸乙酯、浓氨试液、乙醚、甲醇、碳酸钠、碳酸氢钠。

四、实验操作步骤

1. 水处理药材　取大小一致的槟榔若干，分别采用浸泡、浸润等不同的方法进行水处理软化。

2. 槟榔的切制　将不同水处理方法的槟榔用切药刀切成薄片，烘干。注意比较其切制的难易度。

3. 色差比较　分别用移液管精密吸取采用浸泡、浸润水处理的槟榔水浸出液 10mL，置于色差仪的玻璃比色皿中，采用透射法进行测量，记录两组水液的颜色数据，与浸泡前槟榔的水浸出液进行色度值的比较。

4. 槟榔碱含量比较　将不同水处理软化切制而得的槟榔饮片打粉，分别称取粉末 1g，加入乙醚 50mL，再加入碳酸盐缓冲液（碳酸钠 1.91g，碳酸氢钠 0.56g，加水溶解成 100mL 即得）5mL，放置 30 分钟，时常振摇，加热回流 30 分钟，滤过，挥干乙醚液，残渣加入 1mL 甲醇溶解，置于离心管中静置 1 小时后离心，取上清液作为供试品溶液。用毛细管精密吸取 5μL，点于同一硅胶 G 薄层板上，以环己烷 – 乙酸乙酯 – 浓氨试液（7.5∶7.5∶0.2）为展开剂，置于氨蒸气预饱和的展开缸中，展开，取出，晾干，置于碘蒸气中熏至斑点清晰，冷却后将硅胶 G 薄层板置于薄层扫描仪中扫描，计算样品斑点的面积，比较各样品斑点的面积大小。

五、注意事项

1. 在使用乙醚等危险化学试剂时，要做好防护工作，防止过量吸入。

2. 在硅胶 G 薄层板点样时，可以分几次点样，做到少量多次，可以使展开的斑点清晰美观。

六、结果分析

根据实验结果，分析软化方法对槟榔质量的影响，如何炮制才能保证临床疗效。

七、思考题

槟榔主要的药效成分是什么？在提取时，为什么要加入碳酸盐缓冲液？

实验四　黄芩药材及切制不同厚度饮片溶出效果的比较

一、实验目的

分析饮片的大小与溶出效果的关系，认识"质坚宜薄，质松宜厚"饮片切制原则的意义，深刻理解中药切制的目的。

二、实验指导

中药材经过切制，增大了药材和溶媒接触的面积，有利于溶媒渗透进药材内部。一般来说，质地坚硬的药材应切薄片，质地疏松的药材应切厚片，饮片的切制规格会影响药效成分在水煎液中溶出的效果，汤剂中药效成分的煎出率直接关系到临床疗效。

三、实验器具与材料

1. 实验器具　烧杯、锥形瓶、冷凝管、铁架台、移液管、蒸发皿、水浴锅、干燥器。

2. 实验材料　黄芩。

四、实验操作步骤

（一）供试品制备

取黄芩药材，蒸制软化后切成以下两种规格的饮片备用。

规格一：黄芩饮片厚度约 2mm。

规格二：黄芩饮片厚度约 10mm。

（二）水溶出物的测定

取黄芩药材及规格一、规格二饮片各 5g，分别置于 250mL 锥形瓶中，精密加水 100mL，塞紧，称定重量（精确至 0.01g），静置 1 小时左右，连接冷凝管，加热保持微沸 1 小时，冷却后称定重量并用水补足之前缺失的重量，摇匀，滤过。精密吸取 25mL 溶液，置于已干燥至恒重的蒸发皿中，水浴蒸干，再于 105℃干燥 3 小时后，移至干燥器冷却至室温，迅速称定重量，计算干浸膏的百分含量。

五、注意事项

1. 回流时防止液体暴沸，如有药渣被暴沸的溶剂冲至冷凝管，应重做。
2. 一定要等蒸发皿充分降至室温，再进行称量。
3. 吸取滤液时，一定不要搅拌，一次吸取为好。
4. 进行干燥时，注意控制温度及时间。

六、结果分析

计算黄芩药材及不同切制规格黄芩饮片的浸膏得率，比较药效成分煎出率，总结分析切制规格对于临床疗效有无影响。

七、思考题

不同切制规格黄芩饮片的浸膏得率不同的原因是什么？

实验五　不同爆花率的王不留行溶出效果比较

一、实验目的

1. 比较不同温度热锅条件下炒制王不留行的爆花率，探索适合王不留行炒制的工艺参数。

2. 比较不同爆花率的王不留行溶出效果。

二、实验指导

炒制中药时，常用的火力有"文火""中火"和"武火"。采用电陶炉炒药时，其火力大小主要依据选择一定的功率，加热到一定的温度来控制。达到所需温度后，还可以调小功率维持锅温。一般来说，文火参考温度为 160～170℃，中火参考温度为 190～200℃，武火参考温度为 220～300℃。传统火力所对应温度的高低与炒药锅的材质及传热速率等均有关，故实际温度可能不一致，需反复操作确定具体的炮制工艺参数。

王不留行为种子类药材，含有大量的油质，但药材的种皮非常致密坚硬，不利于煎煮时水分的浸润与渗透。炒制时种子的表层组织失去水分，逐渐收缩，内部组织受热膨胀，使得种皮破裂，有利于水分的进入和药效成分的溶出。种子类药材有"逢子必炒"之说。通过炒制，使得王不留行爆花，提高有效物质的溶出率。一般来讲，爆花率越高，溶出成分越多。爆花率的高低与炒制时采用凉锅还是热锅有关，与投药时锅的温度高低有关。采用测温仪检测锅温的时候，检测点不同，所测温度有较大差异。可参考下列文献了解前期研究概况，进行自己的炮制品制备的实验设计。

[1] 戴幸星，谭鹏，李飞.以电陶炉作为中药炮制实验教学火源的适用性研究 [J].中国中医药现代远程教育，2017，15（20）：161-164.

[2] 谭鹏，王佳亮，杜红，等.电陶炉在中药炒法实验教学中的应用研究 [J].中医教育，2017，36（04）：29-32.

三、实验器具与材料

1. 实验器具　炒锅、电陶炉、炒药铲、测温仪、计时器、量筒、白瓷盘、电子秤、铁架台、烧杯、锥形瓶、冷凝管、移液管、蒸发皿、水浴锅、电子天平、干燥器。

2. 实验材料　王不留行。

四、实验操作步骤

（一）不同爆花率王不留行的炒制

取王不留行药材 60g，等分为三组，每组 20g，使用电陶炉分别将锅具加热至文火、中火、武火所需的温度，维持锅温并不断翻炒，待到不再爆花时迅速出锅放凉，称重，计算爆花率，记录。或与第一单元清炒法联动，选取不同爆花率的王不留行样品，记录其炮制工艺条件及爆花率，进行本实验。

（二）不同爆花率王不留行溶出率的比较

取王不留行药材及三种不同爆花率的王不留行饮片各 5g，置于 250mL 锥形瓶中，精确加水 100mL，塞紧称定重量（精确至 0.01g），静置 1 小时左右，连接冷凝管，加热保持微沸 1 小时，冷却后称定重量并用水补足之前缺失的重量。摇匀，滤过。精密吸取 25mL 溶液，置于已干燥至恒重的蒸发皿中，水浴蒸干，于 105℃干燥 3 小时后，移至干燥器冷却至室温，迅速称定重量，计算干浸膏的百分含量。

五、注意事项

1. 应等锅温相对恒定后，再投入王不留行进行炒制。
2. 要注意防止药材焦化，等到不再爆花后，适当翻炒即可出锅。
3. 注意防火，如出现火星，可喷淋适量清水灭火。

六、结果分析

结合炮制工艺条件，比较不同爆花率王不留行浸膏得率，分析炮制是否能够提高水溶性成分的溶出，对临床疗效具有什么价值。

七、思考题

请分析通过测量生、炒王不留行的体积，计算其爆花率是否科学？你认为还可以采用什么方法检测王不留行的爆花率？

实验六　中药炒炭对于止血作用的影响

一、实验目的

1. 掌握大蓟炭、蒲黄炭的制备及止血实验的相关操作。
2. 结合药理实验结果，领会中药制炭的目的。

二、实验指导

中药炭药是中医临床极具特色的一类传统药物，通过炮制使中药炭化，能够改变药物的性能，增强或产生止血作用，故有"血见黑则止"一说。同时，药物炒炭后也可增加收敛固涩止泻的作用，还可以降低药物的毒性，因而被广泛应用于各种出血性疾病、胃肠道疾病等的治疗。现代研究认为，中药炒炭增加了中药中鞣质的含量，而鞣质是一类具有止血作用的化合物。

三、实验器具与材料

1. 实验器具　炒锅、电陶炉、炒药铲、乳钵、注射器、毛细管（1mm）、剪刀、小鼠灌胃针、滤纸、天平、秒表、烧杯等。
2. 实验材料　大蓟、蒲黄、苦味酸。
3. 实验动物　昆明小鼠。

四、实验操作步骤

（一）炮制品的制备

1. 大蓟炭　取大蓟生品饮片，置于热锅内，用武火加热，炒至表面焦黑色，喷淋少许清水，熄灭炮制过程中产生的火星，取出，晾干即可。
2. 蒲黄炭　取净蒲黄，置于热锅内，用中火加热，炒至棕褐色，喷淋少量清水，熄灭炮制过程中产生的火星，取出，晾干即可。

（二）供试液的制备

称取大蓟和蒲黄的生药和炭药各 100g，分别置于 1000mL 烧杯中，加水 400mL 煎煮 1 小时，纱布过滤，合并滤液浓缩至 100mL。

（三）药理实验

1. 出血时间的测定 取体重范围在 18 ～ 22g 的昆明小鼠 25 只，随机等分成 5 组，称重，采用苦味酸试剂对小鼠进行标记。分别将大蓟和蒲黄的生药水煎液和炭药水煎液给 4 组小鼠进行灌胃，给药量 40mL/kg，半小时后，剪去小鼠尾部 3mm，每隔 30 秒，用滤纸轻轻吸去尾部的血滴，注意不能用力折尾或是挤压尾部。直到血流自然停止，用秒表记录出血时间。另以生理盐水作为对照，以相同给药量灌胃小鼠，对所得结果进行统计学分析。

2. 凝血时间的测定 取体重范围在 18 ～ 22g 的昆明小鼠 25 只，随机等分成 5 组，称重，采用苦味酸试剂对小鼠进行标记。分别将大蓟和蒲黄的生药水煎液和炭药水煎液给 4 组小鼠进行灌胃，给药量 40 mL/kg，半小时后，用 1mm 毛细管于小鼠眼球静脉进行取血，直到毛细管内的血柱到达 5cm 后取出。当小鼠眼部的血液进入毛细管时开始计时，每过 30 秒轻轻折断毛细管约 0.5cm，若有血丝出现即发生凝血，测量凝血时间。另以生理盐水作为对照，以相同给药量灌胃小鼠，对所得结果进行统计学分析。

五、注意事项

1. 进行炒炭时，应该注意掌握好火候，要求"炒炭存性"，即药物只能部分炭化，未炭化的部分仍应保持药物的固有气味。蒲黄炒炭应该适当减小火力，以免炮制太过。

2. 测定出血时间时，应将小鼠固定，并尽量使其保持安静。

3. 测定凝血时间时，轻折毛细管并缓慢向左右拉开。

六、结果分析

整理不同炮制品作用于小鼠的出血时间和凝血时间数据，结合生、制品的炮制作用进行分析，得出结论。

七、思考题

1. 中药炒炭的目的是什么？本实验中的大蓟、蒲黄在炒炭前后功效发生了怎样的变化？

2. 在进行小鼠药理实验时，为什么要每隔一段时间折断毛细管？

实验七　石膏煅制前后的质量评价

一、实验目的

1. 以石膏为例，掌握中药煅制方法。

2. 熟悉石膏煅制前后红外光谱的谱图特征。

3. 了解炮制工艺评价指标的确定原则及方法，并借此实验说明煅法对于石膏质量的影响。

二、实验指导

1. 石膏为硫酸盐类矿物硬石膏族石膏。石膏始载于《神农本草经》，列为中品。石膏味辛、甘，性大寒，归肺、胃经。主要功效为清热泻火、除烦止渴。用于外感热病，高热烦渴，肺热喘咳，胃火亢盛，头痛、牙痛。煅石膏则甘、辛、涩、寒，归肺、胃经。主要功效为收湿、生肌、敛疮、止血。外治溃疡不敛、湿疹瘙痒、水火烫伤、外伤出血。现代研究表明，生石膏的主要化学成分是 $CaSO_4 \cdot 2H_2O$，温度达到一定程度就会失去结晶水，变成煅石膏。煅石膏的主要化学成分是 $CaSO_4$。化学成分发生改变后，药物的硬度、相对密度、疏松度、失水率皆发生变化。

2. 石膏中 Ca^{2+} 与氨羧络合剂乙二胺四乙酸二钠（EDTA）能定量地形成金属络合物，其稳定性较 Ca^{2+} 与指示剂形成的络合物强。在适宜的 pH 范围内以 EDTA 滴定，当到达终点时，EDTA 夺取与指示剂结合的 Ca^{2+}，指示剂游离而显色，显示终点到达。根据 EDTA 滴定液的消耗量即可计算样品中 Ca^{2+} 的含量。

三、实验器具与材料

1. 实验器具　坩埚、马弗炉、干燥器、试管、酒精灯、锥形瓶、滴定管、铁架台、电子天平、红外光谱仪、压片机。

2. 实验材料　石膏、稀盐酸、甲基红指示剂、氨溶液、乙酸、氯化钡试液、氢氧化钾试液、钙黄绿素指示剂、EDTA 滴定液、KBr。

四、实验操作步骤

（一）药物的炮制

取净石膏的碎块，置于坩埚中，放入马弗炉内高温煅制，加热至红透为宜，取出，置于干燥器内冷却，备用。

（二）石膏生、制品的定性分析

1. 水分 取本品 2 ～ 3g，置于具有软木塞的试管中，灼烧，如果试管壁产生水雾或水珠，则为生石膏（内含结晶水）。如果管壁没有上述现象，则为煅石膏。

2. 钙盐 取本品粉末约 0.2g，置于试管内，先加入 10mL 稀盐酸，加热使其溶解，再加入甲基红指示剂 1 滴，用氨溶液中和，再滴加盐酸至恰好显酸性即生成白色沉淀。分离白色沉淀，加入乙酸，白色沉淀不溶解，加入稀盐酸，白色沉淀溶解。

3. 硫酸盐 取本品粉末约 0.2g，置于试管内，先加入稀盐酸 10mL，加热使其溶解，再滴加氯化钡试液生成白色沉淀。分离白色沉淀，加入盐酸，白色沉淀不溶解。

（三）石膏生、制品主要化学成分含量测定

1. 生石膏中 $CaSO_4 \cdot 2H_2O$ 的含量测定 取生石膏细粉约 0.2g，精密称定，置锥形瓶中，加稀盐酸 10mL，加热使其溶解，加水 100mL 与甲基红指示剂 1 滴，滴加氢氧化钾试液至显浅黄色，再继续多加 5mL，加钙黄绿素指示剂少量，用 0.05mol/L 的 EDTA 滴定液滴定，至溶液的黄绿色荧光消失并显橙色，并将滴定结果用空白试验校正。每 1mL EDTA 滴定液（0.05mol/L）相当于 8.608mg 的含水硫酸钙（$CaSO_4 \cdot 2H_2O$）。

2. 煅石膏中 $CaSO_4$ 的含量测定 取煅石膏细粉约 0.15g，精密称定，照石膏中 $CaSO_4 \cdot 2H_2O$ 的含量测定方法，自"置锥形瓶中，加稀盐酸 10mL"起，依法测定。每 1mL EDTA 滴定液相当于 6.807mg 的硫酸钙（$CaSO_4$）。

（四）石膏生制品红外光谱测定

称取生石膏和煅石膏各 1mg，分别和 200mg KBr 于玛瑙研钵中研磨粉碎，过 200 目筛，置于压片机中压制成透明的薄片，红外光谱 4000 ～ 600cm^{-1} 扫描测定，将所得的生制品图谱进行分析。

五、注意事项

1. 石膏在马弗炉煅制后温度会非常高，应该注意安全，防止烫伤。煅制的石膏不应立刻放入干燥器，而是应该等待其温度降至 100℃ 左右时，再放入干燥器进行冷却，以免吸湿。

2. 煅药用的坩埚应该提前高温加热至恒重。

六、结果分析

将本实验所得的数据进行整理，分析石膏炮制前后的成分变化。

七、思考题

1. EDTA 滴定法测定含量时，滴加氢氧化钾试液至显浅黄色后，要再继续多加 5mL，这样做的目的是什么？

2. 在煅制中还应注意哪些问题？煅制之后，石膏的功效发生了哪些变化？

第三单元 中药炮制设计性实验

中药炮制设计性实验内容包含传统实验和现代实验，因而具有实验内容的复合性、实验手段与方法的多样性的特点。其目的是引导学生创新性地将现代科学思维与中药炮制传统经验思维融合，掌握科研实验方案的设计方法和步骤，熟悉中药炮制设计性实验的基本思路及现代实验手段在中药炮制研究中的应用，激发学生学习的主动性和创造性，提高学生自主学习能力，开拓学生的创新意识，培养学生实事求是的工作作风，独立思考、发现问题、分析问题、解决问题的能力，为继承和创新发展中药炮制学打下基础。设计性实验与验证性实验、综合性实验的主要区别在于学生成为实验的主导者，实验方案的制定、实验准备及实施的主体均为学生，因此能够促使学生针对问题主动学习，综合运用多学科知识和多种实验原理、方法、手段来设计实验方案，并在实施过程中逐步完善，运用已有的专业知识进行数据处理，分析实验结果。

提倡基于传承与创新的中药炮制技术开展设计性综合实验，教师给定实验项目的范围、实验目的和实验要求，由学生自行设计实验方案、确定实验条件、选择实验器材、制备炮制样品并进行检测，对结果进行综合分析处理。培养学生掌握科研设计实验的方法和步骤，激发学生学习的主动性、创造性，提高学生自主学习能力、认知能力，开拓学生的创新意识。引导学生选择炒法、蒸法或煅法的典型药物，围绕能否采用简易方法判断其是否达到炮制目的进行实验设计，采用肉眼观察和量化检测相结合的方法开展实验，分析实验结果，对所用方法是否适用作出分析与讨论。

为达到教学目标，提升教学效果，中药炮制设计性实验的教学过程建议从以下几个方面进行。

1. 在传统炮制实验中，引导学生进行设计性实验选题 中药炮制传统实验是各高校必做的实验项目，净制、切制和炮制方法均可作为设计性实验选题的范围。

（1）净制 净制操作中的分离不同的药用部位及去除非药用部位，可对中药的质量及疗效产生影响，在该类方法中选择适宜的中药进行设计性实验，有助于学生了解净制的意义。如引导学生思考麻黄根和麻黄草质茎为什么必须净制分离，以分别药用；淫羊藿的叶柄和枝梗为什么是非药用部位；如何通过小科研实验证明传统的净制操作具有科学性等。

（2）切制 中药材软化后切制成一定规格的片、段、丝、块，体积变小，有助于内在成分的煎出，提高煎液的质量。一般切制原则为质松宜薄，质坚宜厚。可引导学生思考切制饮片的厚薄、长短对煎液质量有无影响，如何评价煎液的质量等。

（3）炮制　主要指加热炮制或加辅料炮制的技术。炮制时的火力运用，判断炮制火候是否恰当是影响炮制品质量的主要因素。教师可引导学生在实验中注意观察中药在炮制过程中出现的现象，寻找炮制前后性状变化明显的饮片，判断是否达到了炮制目的，不同炮制程度饮片性状有何区别。结合饮片的性状讨论各类炮制方法的注意事项是否必要，分析投药量、辅料用量、火力、锅温、投药时机、炮制时间等工艺技术参数对饮片质量的影响，从中药炮制方法的比较、炮制工艺技术参数的优化、传统炮制经验的科学内涵揭示、火候的判断方法及其外观性状的量化检测、饮片质量的评价方法、炮制前后化学成分的变化、炮制前后毒性及药效的变化等方面进行选题。

2.有目的地查阅文献资料，为实验设计奠定基础　有了选题方向后，查阅教材中关于所选中药的炮制方法、炮制作用及临床应用，了解炮制研究概况，掌握相关信息，以便目的明确地补充查阅相关文献。通过查阅现行版《中华人民共和国药典》《全国中药炮制规范》及各地的《中药饮片炮制规范》，了解国家标准和地方标准中该药的炮制方法有何异同点，饮片质量标准有哪些，是否能够规范化操作，保证饮片的质量稳定。同时要注意这些工具书的前言及附录，查找炮制品制备的规范要求，不同的炮制火力有无对应的温度规定，含量测定方法的规范化操作要求及粉碎粒度过筛的规定等。查阅期刊文献、会议论文和研究生论文，了解研究进展及新方法、新技术在炮制中的应用，撰写综述，为实验设计奠定基础。

3.整理分析文献资料，撰写设计性实验方案草案　通过分析文献资料，结合实验室能提供的实验材料、仪器设备及其他相关的实验条件，在前期选题基础上确定选题内容及研究目标，遵循中医药理论，按照科学性及可行性的基本要求，撰写设计性实验方案草案。

（1）**炮制品的制备**　选择同批生品饮片制备炮制样品时，应考虑如何进行才能使实验结果的分析更具有科学性。如淫羊藿采用净制方法制备样品时，分离枝梗、叶柄和叶片前后，要称量药材的总重量，各部分药用部位或非药用部位的重量，以便计算非药用部位在淫羊藿药材中所占比例，既可为后续分析淫羊藿枝梗及叶柄与药用部位的叶片成分组成及含量的差异提供必要的样品，又为结合含量测定结果判定淫羊藿是否有必要进行净制处理提供基础数据。若研究炮制辅料在炮制过程所起的作用时，则应该有加辅料与不加辅料的炮制品在相同的工艺条件下制备的样品进行比较研究。若研究火力对饮片质量的影响，则需要检测锅温，并控制锅温的波动范围，保证炮制工艺条件的稳定性和可重复性。

（2）**饮片质量评价指标的选择**　一般选择传统性状与现代检测相结合的饮片质量评价指标。但在实验设计时，需根据自身条件进行选择。如实验室没有含量测定的设备，可以选择颜色、形状、质地、气味等传统性状指标进行评价，也可根据炮制目的，探索性地设计简便易行的方法检测是否达到了炮制要求。如通过称量中药炒炭前后的重量，计算收得率，结合炒炭是否存性的主观判断，分析收得率与炒炭存性的关系；通过测量体积大小，比较炒王不留行的爆花率多少等。若做定性定量分析，如薄层检视，则需要考虑阴性对照、阳性对照等，以便于通过对照分析实验结果，总结炮制的意义。

实验一 王不留行炒制工艺参数与传统饮片质量的关系

一、实验设计指导

引导学生以科研的基本思路和方法进行实验设计，量化检测王不留行炒制的温度和时间，采用不同炮制工艺参数制备炒王不留行，观察饮片炮制前后的外观性状，采用简便的方法量化检测爆花率或因爆花率不同导致的体积变化等，比较不同炮制工艺条件下炒制的王不留行的爆花率，以辅助判断是否达到炮制目的，分析炮制品的传统质量要求与炮制工艺参数的关系，为中药炮制技术的传承与创新发展奠定基础。

该实验是传统炮制实验内容的延伸，与现代实验又有所区别，属于传统炮制方法采用现代的手段进行量化检测分析饮片传统质量的综合设计性实验，适用于由于学时和实验室条件所限，不能进行含量测定的院校。

建议选题 1： 明代陈嘉谟提出"凡药制造，贵在适中，不及则功效难求，太过则气味反失"的炮制适度理论。即药物的炮制程度不可太过或不及，必须适度炮制才能达到炮制目的。建议围绕该理论选题，进行实验设计并实施，验证该理论是否具有科学性。

建议选题 2： 实验室操作时投药量的多少、工艺参数的控制都会影响炒制品的质量。建议围绕该问题选题，进行实验设计并实施，筛选在实验室现有设施炒制王不留行的较佳投药量，以及较佳投药量对应的炮制工艺参数，以制备质量稳定的炒王不留行。

建议选题 3： 炒制技术中的加热温度和炒制时间存在交互作用，有的中药可以通过较高温度的较短时间加热或较低温度的较长时间加热制备不同工艺条件下的外观质量基本一致的炮制品，但有时较高温度加热会造成饮片外焦内生的现象。建议围绕该问题选题，进行实验设计并实施，分析王不留行炒黄的加热温度和炒制时间是否交互作用，是否存在合理工艺参数区间，并对制备合格的炒王不留行饮片提出工艺操作的建议。

王不留行味苦，性平，归肝、胃经，中医学认为具有活血通经、下乳消肿的功效。生品王不留行长于消痈肿，经过炒制之后，王不留行表层组织失去水分，逐渐收缩，内部组织受热膨胀，使得种皮破裂，有利于水分的进入和药效成分的溶出，因此种子类药材有"逢子必炒"之说。通过炒制，使得王不留行爆花，提高有效物质的溶出。一般来讲，爆花率越高，溶出成分越多。炒王不留行质地松泡，走散力强，长于活血通经。

王不留行通常采用中火进行炒制，但随着时代发展和变迁，传统的明火和炒具已经逐渐被电炒锅和电陶炉所取代，因此过去量化工艺所需要的"火力"、时间等参数需要重新被定义。

二、实验目的

1. 通过对炒王不留行炮制工艺研究的设计，掌握中药炮制方法及工艺优选的基本方法与思路。

2. 通过对王不留行饮片质量评价的设计，掌握基于炮制目的的中药饮片质量评价方法与思路。

3. 通过分组开展实验设计和研究工作，培养学生的团队合作精神及协作意识。

4. 能根据炒王不留行的爆花率对其工艺进行检验。

5. 通过以上实验，深刻理解"逢子必炒"的必要性，体会炮制过程中王不留行不同炒制工艺对于爆花率的影响。

6. 通过分析王不留行炒黄炮制工艺条件控制与传统饮片质量的关系，提高学生对中药知识的综合应用能力及分析和解决问题的能力。

三、实验要求

本实验要求通过查阅文献，自行设计王不留行的炒制工艺参数优化的实验方案。确定影响炒制质量的炮制因素，筛选出最佳工艺条件，并设计质量评价的简单易行的方法。在教师的指导下完成相关实验研究和实验报告的撰写。

四、实验内容

（一）查阅文献资料，撰写文献综述

通过第一单元实验二清炒法的操作，以及王不留行炮制工艺与质量相关的文献查阅，初步确定影响饮片质量的炮制因素、传统及现代饮片质量评价方法和标准，为实验方案设计奠定基础。

（二）根据文献综述及传统实验的操作结果，撰写实验设计初稿

分组制订饮片炮制的设计性实验方案，在综合整理所做药物炮制相关文献的基础上，3～5人为一组，各小组根据选定的实验课题研读相关文献资料，复习相关基础知识和实验技能，设计实验方案，然后各小组与指导教师共同讨论，确定合理可行的实验方案，作为实验研究的依据。

1. 王不留行炒制工艺的技术参数选择　分析相关文献资料，结合传统实验操作结果及王不留行炒制的注意事项，初步确定王不留行炒黄的工艺参数。如热锅、凉锅炒制品质量的比较；文火、中火炒制品质量的比较；固定温度下不同炒制时间的样品质量的比较等。并设计完整的炮制品制备方法的规范化实验操作流程。

2. 炒王不留行的质量评价方法　结合文献资料及传统实验中的经验，设计简便易行的方法，确定王不留行样品的质量评价方法。

（三）分组讨论，完善实验设计

以小组方式汇报实验方案，教师组织学生听取汇报，对学生各种方案的科学性、可行性、创新性、合理性、完整性、经济性，操作难易程度和操作要点，安全注意事项，可能产生的各类问题展开讨论。教师针对相关问题进行引导性的评价，学生根据教师的评价对方案进行修订，完成实验研究方案并实施。此项工作以学生为主体，指导教师参与共同确定方案。学生对方案进行最终完善，形成实验方案终稿。

（四）实验准备

学生根据实验方案终稿，提交所需的试药和实验物品的清单。预定使用实验室和仪器的时间，并在进入实验室前提前学习实验室有关管理条例和安全规定。

（五）实验操作

学生领取先前申请的试药，按照设计的终稿进行实验操作，实验中应按照设计要求进行全程认真观察，并及时、准确、全面地记录。要记住实验方案不是一成不变的，可以根据实验中的现象及时合理地调整实验方案，直到达到所有预期目的，获得最终的实验结果。

教师在实验过程中要放手让学生自主实验，鼓励学生提出创新性的想法，并有根据地改进之前的方案。

（六）实验结果的分析与总结

实验完成后，学生根据所得的原始记录，认真完成实验报告。请学生根据原始记录，分析、归纳、整理实验数据，讨论实验结果、实验中遇到的主要问题及自己的解决办法，撰写实验报告。并对实验方案的合理性、实验操作的正确性与熟练程度等进行自我评价。

五、实验报告的主要内容

1. 实验题目
2. 实验目的
3. 实验原理
4. 实验设计
5. 实验结果
6. 数据处理
7. 结果分析

六、注意事项

1. 所设计的方案一定要根据实验室现有条件，做到切实可行，每一步都要有依据。

2. 在评价炒王不留行成品质量时，要确立科学可行的评价指标。

七、思考题

1. 王不留行炒黄的目的是什么？

2. 除本次实验设计的炒王不留行质量评价指标外，还可以增加哪些指标进行质量评价？

八、设计性实验的评价方法

1. 实验过程检查　①检查设计性实验是否按设计要求完成，如未完成，应客观地、实事求是地找出原因，共同讨论实验结果的可信度。②实验结论应符合逻辑，必须是由实验结果推导而来，不能轻易下结论，以养成科学严谨的科研素质。认真讨论实验的经验教训、心得体会。③实验结果无论是符合预期还是与预期不符，甚至相反，均需实事求是地分析讨论。

2. 实验分析与总结　同组同学对实验整个过程进行自我评价；同一课题组间可以进行相互评价，最后教师组织学生从实验原始记录、实验报告中找出普遍存在的问题进行集中分析，并对实验方案的合理性、实验操作的正确性及实验结果的分析情况等进行评价总结。

教师可以指定实验项目的范围，进行实验设计指导，提出实验目的，按照实验一的各项要求，由学生自行设计实验方案、确定实验条件、选择实验器材，加以实施并对结果进行综合分析。

实验二　槐花炒炭存性、收率与药效成分含量的关系

一、实验设计指导

槐花味苦，性寒，归肝、大肠经，具有凉血止血、清肝泻火的功能。经过炒炭之后，涩性增加，其止血作用增强。现代研究表明，槐花炒炭后大部分芦丁、氨基酸、糖和叶绿素被破坏。槲皮素的含量增加，槲皮素是止血的药效成分，可以增强毛细血管壁的弹性，抑制组胺物质的释放。鞣质的含量增加，鞣质能缩短凝血和出血时间。异鼠李素含量降低，异鼠李素为具有抑制止血作用的成分。

炒炭要求存性，其是否存性可通过饮片炒炭后的表面颜色、内部颜色及粉末颜色进行判断，也与收率的多少有关。不同炮制程度的槐花炭的外观性状、收率及所含主要成分的组成和含量存在差异。

二、实验目的

1. 掌握实验设计的方法。
2. 掌握槐花炒炭不同成品（炮制不及品、适中品及太过品）的工艺和评价指标。
3. 设计实验检测槐花炒炭不同成品（炮制不及品、适中品及太过品）的收率和药效成分，以及这些成分改变所带来药效的不同。
4. 深刻理解"炒炭存性"的必要性，体会炮制过程中成品饮片收率与其外观性状和主要成分含量的关系。

三、实验要求

本实验要求通过查阅文献，自行设计槐花炒炭不同成品（炮制不及品、适中品及太过品）的工艺和评价指标的方案。设计实验检测槐花炒炭不同成品（炮制不及品、适中品及太过品）的收率和药效成分，以及这些成分改变所带来药效的不同。在教师的指导下完成相关实验研究和实验报告的撰写。

四、实验内容

(一) 查阅文献资料，撰写文献综述

通过查阅槐花炒炭的历史沿革和现代研究概况，撰写相关综述，明确槐花炒炭的工艺，并根据工艺设计炮制不及品、适中品及太过品的工艺，建立外观质量评价指标。明确收率的计算方法，槐花药效成分及其测量方法等。

(二) 根据文献综述，撰写实验设计初稿

1. 槐花炒炭不同成品的工艺和评价指标选择　正交设计槐花炒炭不同成品的工艺指标，并根据成品的外观形状及合理的指标来验证工艺指标是否合理。或采用比较的方法，制备不同炮制工艺参数下不同炮制程度的槐花炭，通过性状和化学成分的比较研究，分析工艺参数与存性、收率与存性之间的关系。

2. 槐花炒炭不同成品的质量评价　检测成品的收率，进行质量评价，如浸出物、药效成分含量测定等。

(三) 分组讨论，完善实验设计

将所设计的实验方案分小组讨论，完善实验方案。教师组织学生对各种方案的科学性、可行性、创新性、经济性、操作难易程度、操作要点、安全注意事项、可能产生的各类问题展开讨论。学生对方案进行最终完善，形成实验方案终稿。

(四) 实验准备

学生根据实验方案终稿，提交所需的试药和实验物品的清单。预定使用实验室和仪器的时间，并在进入实验室前提前学习实验室有关管理条例和安全规定。

(五) 实验操作

学生领取先前申请的试药，按照设计的终稿进行实验操作，并在实验过程中做好原始记录。要记住实验方案不是一成不变的，可以根据实验中的现象及时合理地调整实验方案，直到达到所有预期目的，获得最终的实验结果。

教师在实验中要放手让学生自主实验，鼓励学生提出创新性的想法，并有根据地改进之前的方案。

(六) 实验结果的分析与总结

实验完成后，学生根据所得的原始记录，认真完成实验报告。分析实验结果，对实验方案的合理性、实验操作的正确性与熟练程度等进行自我评价。同一课题组间可以进行相互评价，最后教师组织学生分析总结，给予评比的结果。

（七）实验论文的撰写

学生在教师指导下完成实验论文的撰写。教师要规范学生论文写作的格式。

五、注意事项

1.所设计的方案一定要切实可行，每一步都要有依据。

2.在槐花炒炭不同成品的工艺设计时，一定要确立科学可行的评价指标。

六、思考题

1.槐花炒炭的目的是什么？

2.炮制不及和太过，对于槐花的外观性状、内在成分、药效会产生什么样的影响？

实验三 大黄炮制前后化学成分的变化与功效的关系

一、实验设计指导

大黄味苦，性寒，归脾、胃、大肠、肝、心经，具有泻下攻积、泻火解毒的功效。生品大黄苦寒之性最强，泻下作用峻烈。酒炙大黄缓解了大黄的寒性，引药上行，善清上焦血分热毒。熟大黄泻下力缓，减轻了大黄引发腹痛的作用，增强了活血祛瘀的功效。大黄炭的泻下作用很小，长于凉血、止血、化瘀。醋大黄减弱了泻下作用，以消食化瘀为主。清宁片泻下作用缓和，有"缓泻而不伤气，逐瘀而不败正"一说。现代研究表明，大黄炮制后，泻下作用减弱，和番泻苷及结合型蒽醌的含量减少有关。不同的炮制方法会引起成分不同程度的变化，进而影响药效。近年有大黄肝肾毒性的报道，有关于此的研究还在进一步进行。

大黄不同炮制品药效成分的差异实验，在选择指标时，一定要选择有代表性、和药效联系紧密的指标，以便于和接下来的药理实验相互佐证，说明问题。

二、实验目的

1. 掌握大黄炮制的方法，了解不同的炮制方法对中药的物质基础及炮制作用的影响。

2. 通过实验设计，检测大黄不同炮制品的主要化学成分。分析成分变化与大黄不同炮制品功效差异的关系，深刻理解大黄炮制的意义。

三、实验要求

本实验要求通过查阅文献，自行设计大黄不同炮制方法所造成的物质基础变化，以及这些成分变化对药效的影响。最后，学生在教师的指导下完成相关实验研究和论文撰写。

四、实验内容

（一）查阅文献资料，撰写文献综述

通过查阅大黄炮制的历史沿革和现代研究概况综述，为实验设计提供依据。明确大

黄不同炮制品的工艺。查阅大黄内在的化学成分，以及炮制所带来的药效影响，明确主要化学成分含量测量的设计等。

（二）根据文献综述，撰写实验设计初稿

1. 大黄不同炮制品工艺设计　根据实验室的炮制锅具，结合查阅的文献，自行设计适合实验室炮制大黄的工艺条件。

2. 大黄不同炮制品成分含量测定　根据查阅的文献，设计实验检测大黄不同炮制品的主要成分的含量差异。

（三）分组讨论，完善实验设计

将所设计的实验方案分小组讨论，完善实验方案。教师组织学生对各种方案的科学性、可行性、创新性、经济性、操作难易程度、操作要点、安全注意事项、可能产生的各类问题展开讨论。学生对方案进行最终完善，形成实验方案终稿。

（四）实验准备

学生根据实验方案终稿，提交所需的试药和实验物品的清单。预定使用实验室和仪器的时间，并在进入实验室前提前学习实验室有关管理条例和安全规定。

（五）实验操作

学生领取先前申请的试药，按照设计的终稿进行实验操作，并在试验过程中做好原始记录。要记住实验方案不是一成不变的，可以根据实验中的现象及时合理地调整实验方案，直到达到所有预期目的，获得最终的实验结果。

教师在实验中要放手让学生自主实验，鼓励学生提出创新性的想法，并有根据地改进之前的方案。

（六）实验结果的分析与总结

实验完成后，学生根据所得的原始记录，认真完成实验报告。分析实验结果，对实验方案的合理性、实验操作的正确性与熟练程度等进行自我评价。同一课题组间可以进行相互评价，最后教师组织学生分析总结，给予评比的结果。

（七）实验论文的撰写

学生在教师指导下，完成实验论文的撰写。教师要规范学生论文写作的格式。

五、注意事项

1. 所设计的方案一定要切实可行，每一步都要有文献的支撑。

2. 大黄不同炮制品药效成分的差异实验，在选择指标时，一定要选择有代表性、和

药效联系紧密的指标，以便于和接下来的药理实验相互佐证，说明问题。

六、思考题

1. 大黄不同炮制品的功效差异有哪些？
2. 除了以上方法，还有什么备选的实验可以达到预期目的？

附　录

附录一　中药炮制技能考核示例

中药炮制技能考核表

班级　　　　　　姓名　　　　　　分数

一、考核目的

1. 通过清炒法和加辅料炒法典型药物的实验操作，考核学生掌握炒制技术的情况。

2. 通过实际操作、自评、互评和师生互动讲评方式，考核学生是否掌握炮制技能及评价炮制品质量的方法，分析影响饮片质量的炮制因素，以研讨方式考核学生发现问题、解决问题的能力，促进其炮制技术的提升。

二、考核药物及操作方法

附表 1–1　考核药物及操作方法

药物名称	饮片规格	操作方法

注：每味药 10 分，共 20 分。

三、操作程序及饮片质量考核

附表 1-2　操作程序及饮片质量考核

考核项目	药物一互评	药物二互评	自评	总评	考核项目	药物一互评	药物二互评	自评	总评
净制					称重				
用具准备					大小分档				
投药时机					火力				
翻炒					炒制时间				
出锅					台面整理				
饮片质量 1					饮片质量 2				
总计									

注：每个操作程序每味药 2 分，共 10 个程序，合计 40 分；饮片质量每味药 15 分，合计 30 分；共 70 分。

四、对操作过程及结果的分析与讨论

注：评分理由，10 分。

附录二　经验交流设计方案

一、经验交流的目的

本实验教材中有验证性实验、综合性实验和设计性实验等教学内容，包含传统炮制实验和现代炮制实验，在教学中采用示教、录像、实操、自主学习设计、经验分享、PPT 报告等多种教学手段，指导学生进行炮制实验的学习和思考，不拘泥于原有的教学方法，以达到教学目的，有效实现传统中药炮制技术的传承，实现传统炮制技术与产业化现代炮制技术的融合。分析中药炮制存在的价值、科学内涵和有待阐明的科学问题。为使学生在有限的实验学时里有更多的收获，故设立经验交流单元，为学生提供交流平台，对于炮制操作的成功经验及失败的教训做到资源共享，为炮制成品质量的评定建立统一的标准，在理论知识与实践技能的结合方面下功夫，真正掌握中药炮制技术，为临床提供合格的饮片。

二、经验交流的范围

参加中药炮制实验的学生和带教老师共同参与经验交流。交流的范围贯穿整个实验教学环节，如炮制品的制备、饮片质量的评价、实验报告的撰写、实验设计、结果分析等。

三、经验交流的方法

1. 学生详细记录实验中各项炮制工艺条件，量化检测数据，认真观察实验中的现象，并在实验过程中做好原始记录。要记住实验方案不是一成不变的，可以根据实验中的现象及时合理地调整实验方案，直到达到所有预期目的，获得最终的实验结果。在这个过程中，学生小组、大组互相交流。教师在实验中要放手让学生自主实验，鼓励学生提出创新性的想法，并有根据地改进之前的方案。

2. 将所设计的实验方案分小组讨论，完善实验方案。教师组织学生对各种方案的科学性、可行性、创新性、经济性、操作难易程度、操作要点、安全注意事项、可能产生的各类问题展开交流讨论。学生对方案进行最终完善，形成实验方案终稿，并在实验中穿插实施。

3. 实验结果的分析与总结。实验完成后，学生根据所得的原始记录，认真完成实验报告。分析实验结果，对实验方案的合理性、实验操作的正确性与熟练程度、饮片质量等进行自我评价，同一小组两人相互评价，同一大组不同组别共同评价，最后教师组织学生分析总结，给予饮片质量评定的标准。

4. 中药炮制技能考核。考核是手段，掌握炮制技术是目的。对中药炮制技能考核的方法进行改革，通过实际操作、自评、互评和师生互动讲评方式，考核学生是否掌握炮制技能及评价炮制品质量的方法，分析影响饮片质量的炮制因素，以研讨方式考核学生发现问题、解决问题的能力，促进其炮制技术的提升。

四、经验交流的要求

鼓励学生针对代表性中药的炮制工艺条件的设定，炮制品制备过程中和饮片质量评定中观察到的现象、出现的问题，查阅文献，认真思考，以科学的态度，实事求是地进行交流讨论。指导学生根据实际操作体会和文献资料的分析进行设计性实验设计；交流炮制技术操作环节的经验和教训，收获和体会，实验结果的数据处理方法，表格的设计方法，如何结合炮制工艺条件和饮片质量的外观性状进行综合分析，理解炮制工艺与饮片质量的关系。通过学生之间和师生之间的一对一、一对多及全体师生的交流，分享各自的体验，提高中药炮制实验教学效果。

附录三　实验室常见仪器设备

中药炮制现代实验室设备主要由传统炮制设备和现代炮制设备组成，下面选取一些有代表性的仪器设备做介绍。

一、传统设备

（一）切药刀

切药刀（附图 3-1）整体分为刀身、刀床、刀脑三部分。刀身即刀片，又称刀叶子，略呈长方形，后上端竖立刀柄，稍向前弯，前下端微有小角凸出（俗称刀鼻），上开一小孔，与刀床前端之刀脑相联合，组成铡刀状，为切制饮片的主要工具。简单的切药刀也直接采用片刀。

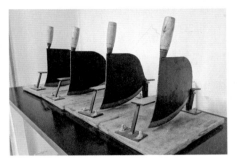

附图 3-1　切药刀

（二）铜冲（铜钵、铜杵）

铜冲（附图 3-2）包括冲筒和杵槌两部分。冲筒为铜制圆筒，高 23～26cm，直径 10～13.3cm，上有盖，盖顶有圆孔，杵槌由此穿过，可防止药物飞溅。铜冲适用于配方或少量捣杵药物，一般为配方必用工具。铜冲以熟铜制者为佳，生铜制者易破碎脱底，亦有用铁制者。

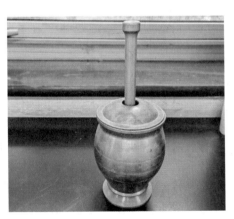

附图 3-2　铜冲

（三）铁研船

铁研船（附图 3-3）一般为生铁铸成，分研槽、研盘两部分。研槽形状如船，有大有小。研船兼具截切、轧压和研磨等作用，占地小，以人力为主，单人即可操作，粉碎度较细，是一种十分实用的传统粉碎工具。

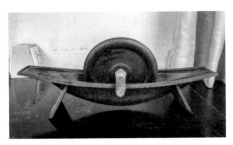

附图 3-3　铁研船

（四）乳钵（研钵）

乳钵（附图 3-4）为研磨药物所用的工具，用于制取细粉，也可用于水飞、乳化等。乳钵大多为粗瓷制品，亦有石材、玉石、玛瑙等材质，配有槌棒。

二、现代设备

（一）小型滚筒式炒药机

炒药机（附图 3-5）广泛应用于大量药物的炒制。滚筒式炒药机一般由炒筒、炉膛、导流板、驱动装置、燃烧器、电控箱及机架等组成。物料由投料口进入，炒筒旋转使物料翻滚达到炒制的效果。当炒筒做反向转动时，物料便自动排出炒筒外。

（二）色差仪

色差仪是测量和量化物体色度的仪器，利用 CIE 空间的 Lab、Lch 原理，可以测量显示不同物品的色差△E 及△Lab 值。常见的测量色差仪器按照原理可以分为两种：一种是三刺激值型，另一种是分光型。三刺激值型仪器的构造简单，价格相对便宜，精度也不高，主要是由三滤镜配合硅光电池作为三个传感器，比较不同测量样品的色差。分光型仪器采用衍射光栅或者回折光栅，将光线按照不同的波长间隔分开，采用若干组传感器阵列进行感光分析，精密度较高。

色差仪自诞生以来，被广泛应用在织物、染料、塑胶等材料色度的衡量比较上。由于中药炮制前后饮片的颜色差异也是衡量炮制成品的重要指标，以往人眼的主观测量常因为个体的不同而带来较大的差异，近年来色差仪也被逐渐应用在中药饮片的色度测量上。

以柯尼卡美能达 CM-5 色差仪（附图 3-6）为例，根据测量样本的不同，可以采用透射和反射两种方法测量色度值。在测

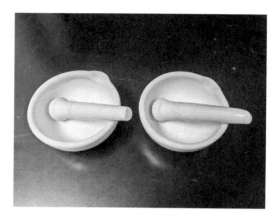

附图 3-4　乳钵

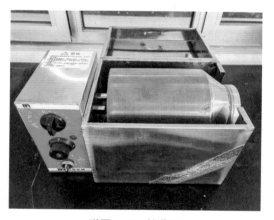

附图 3-5　炒药机

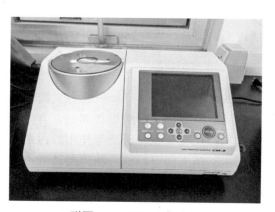

附图 3-6　CM-5 色差仪

量前，首先要进行零位校正和白板校正，然后根据被测样品不同的性质选择不同的测量方式（折射、反射），最后等待系统测量完成，将所得的色度值进行汇总处理。

（三）红外线测温仪

相较接触式测温方法，红外测温有着响应时间快、非接触、使用安全及使用寿命长等优点。红外线的波长在 $0.76 \sim 100\mu m$ 之间，是自然界存在最广泛的电磁波辐射。温度在绝对零度以上的物体，都会因自身的分子运动而辐射出红外线。红外线测温仪（附图 3-7）将物体辐射的功率信号转化成电信号，经过特殊处理换算转化为温度值。实验室一般采用红外线测温仪测量炮制的实时温度，相比传统测温更加快速、可靠，省时省力。

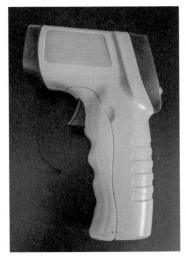

附图 3-7　红外测温仪

（四）电陶炉、电炒锅等

随着科技的发展，传统的明火炮制已经逐渐被电陶炉（附图 3-8）、电炒锅等电动加热器具所取代。其原理大体为镍铬金属发热加热锅具。这类器具的特点是安全、控温方便、节约能源，目前已经大范围应用。

（五）打粉机

手提式中药打粉机（附图 3-9）具有体积小、重量轻、操作简便、清洁卫生等优点，一般由不锈钢制成，螺旋式封闭，通过直立式电机的高速运转带动横向安装的粉碎刀片，对物料进行撞击、剪切式粉碎。一般中药粉碎只需 1 ～ 2 分钟。值得注意的是，打粉时需要间隔操作，以防机器温度过高发生故障。

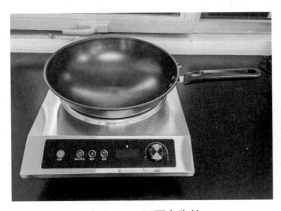

附图 3-8　凹面电陶炉

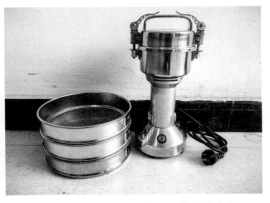

附图 3-9　打粉机（右）和药筛（左）

药材粉碎后，一般需要过筛，以得到粒度比较均匀的粉末。按照标准，目前共有 9 种常用的药筛，一号筛孔径最大，之后依次减小（附表 3-1）。

附表 3-1　9 种常用的药筛

筛号	目	筛孔内径（μm）
一号筛	10	2000±70
二号筛	24	850±29
三号筛	50	355±13
四号筛	65	250±9.9
五号筛	80	180±7.6
六号筛	100	150±6.6
七号筛	120	125±5.8
八号筛	150	90±4.6
九号筛	200	75±4.1

（六）切片机

小型中药切片机（附图 3-10）适用于实验室快速切制药材。其作用是将茎、叶、草、皮及果实类的软硬根茎类、纤维类的中药切成片状，根据要求的不同，可以切制斜片、横片、直片，也可以调整成品的厚度，切制极薄片、薄片、厚片等。

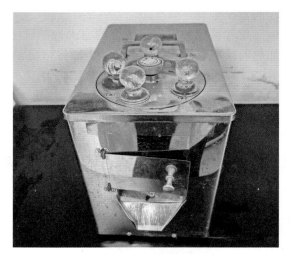

附图 3-10　切片机

附录四　常见中药生制饮片示例

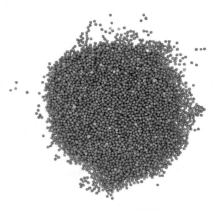

附图 4-1　王不留行

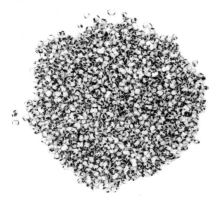

附图 4-2　炒王不留行（适中）

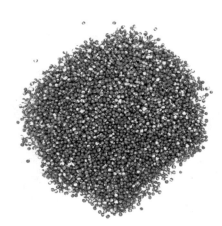

附图 4-3　炒王不留行（不及）

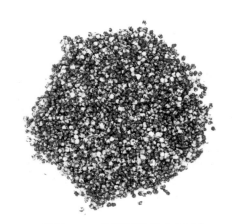

附图 4-4　炒王不留行（太过）

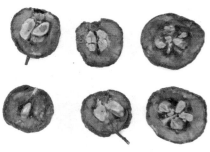

附图 4-5　山楂

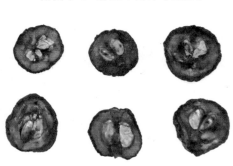

附图 4-6　炒山楂

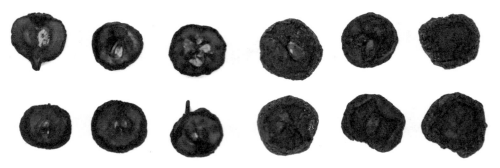

附图 4-7　焦山楂

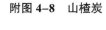

附图 4-8　山楂炭

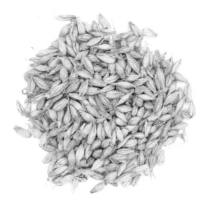

附图 4-9　麦芽

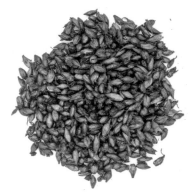

附图 4-10　焦麦芽

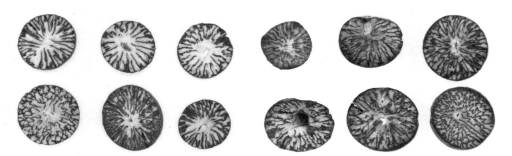

附图 4-11　槟榔

附图 4-12　焦槟榔

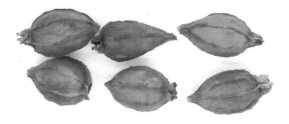

附图 4-13　栀子

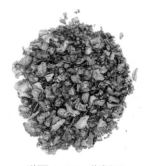

附图 4-14　焦栀子

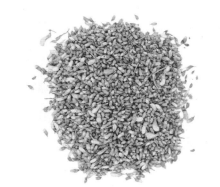

附图 4-15　槐米

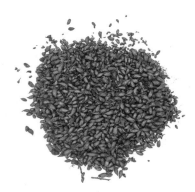

附图 4-16　槐米炭

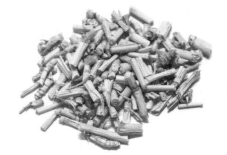

附图 4-17　白茅根

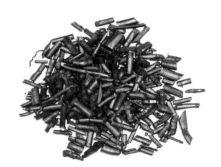

附图 4-18　白茅根炭

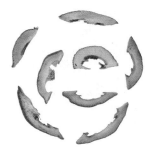

附图 4-19　枳壳

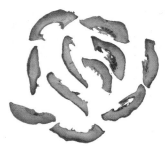

附图 4-20　麸炒枳壳

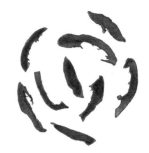

附图 4-21　麸炒枳壳（太过）

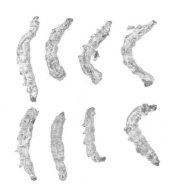

附图 4-22　僵蚕

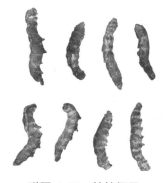

附图 4-23　麸炒僵蚕

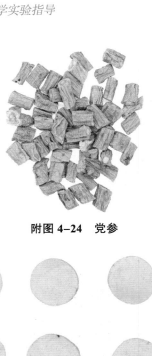

附图 4-24　党参

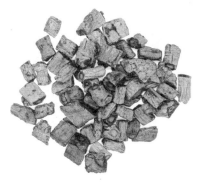

附图 4-25　米炒党参

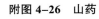

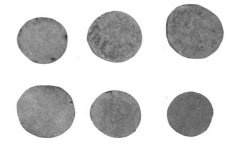

附图 4-26　山药

附图 4-27　土炒山药

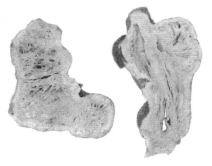

附图 4-28　白术

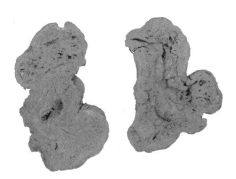

附图 4-29　土炒白术

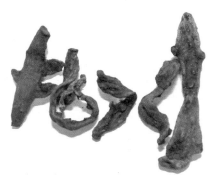

附图 4-30　骨碎补

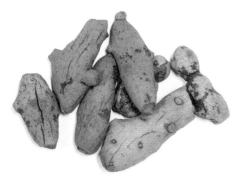

附图 4-31　砂炒骨碎补

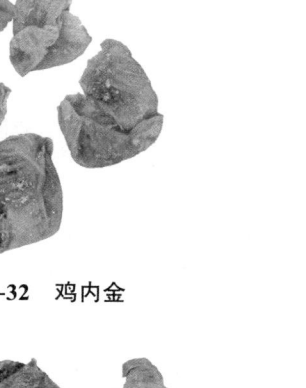

附图 4-32　鸡内金

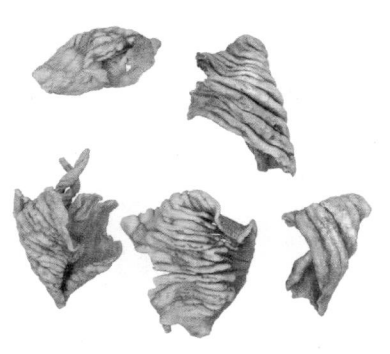

附图 4-33　砂炒鸡内金（适中）

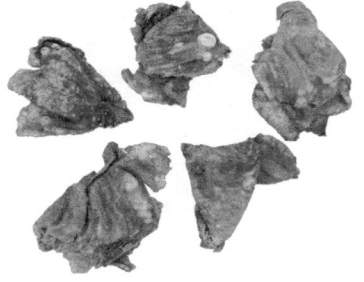

附图 4-34　砂炒鸡内金（不及）

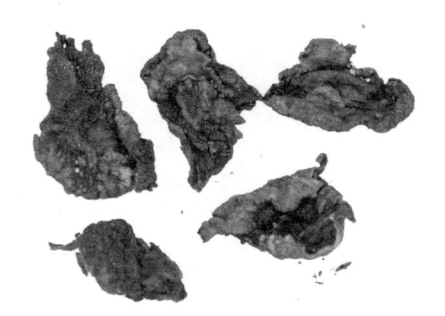

附图 4-35　砂炒鸡内金（太过）

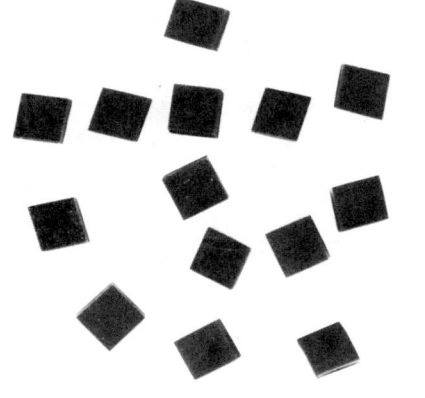

附图 4-36　阿胶丁

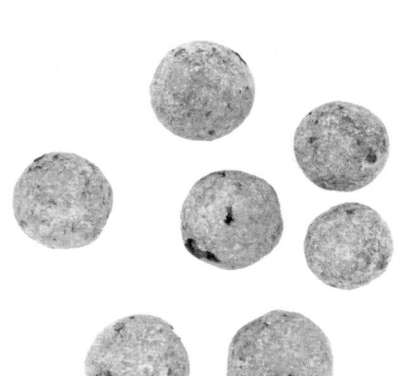

附图 4-37　蛤粉炒阿胶珠

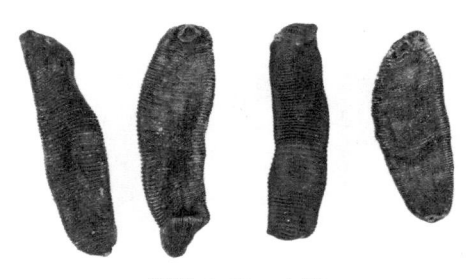

附图 4-38　水蛭

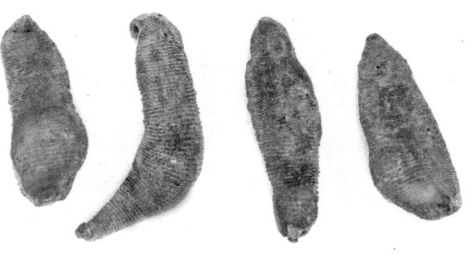

附图 4-39　滑石粉炒水蛭

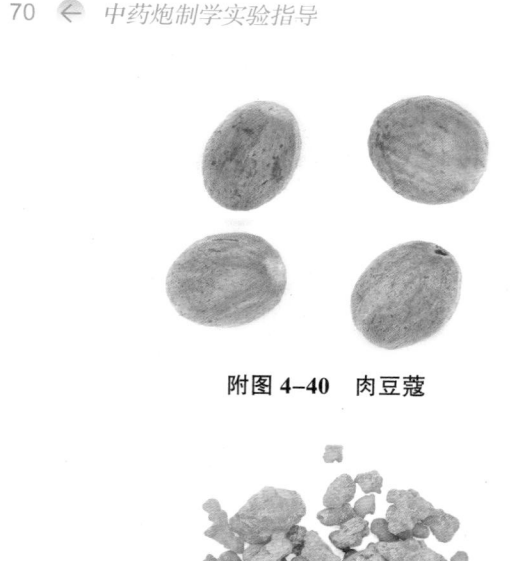

附图 4-40　肉豆蔻

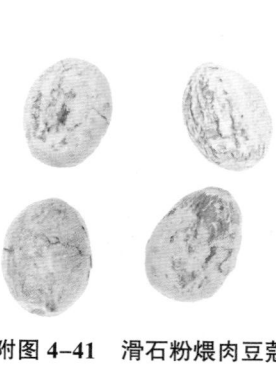

附图 4-41　滑石粉煨肉豆蔻

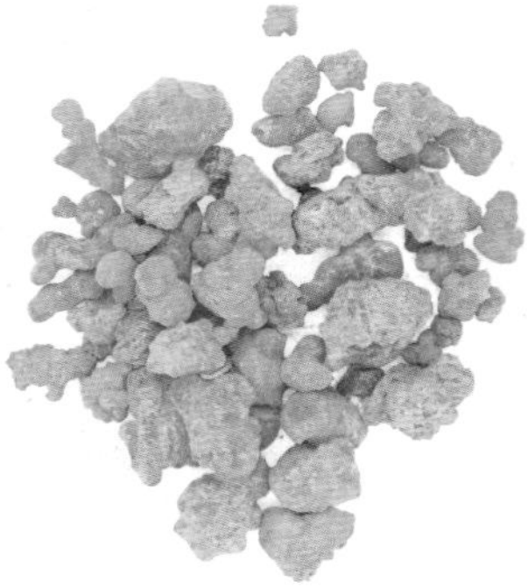

附图 4-42　乳香

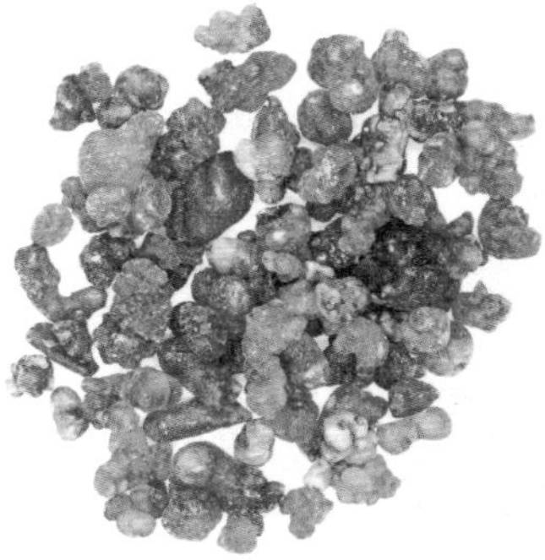

附图 4-43　醋炙乳香

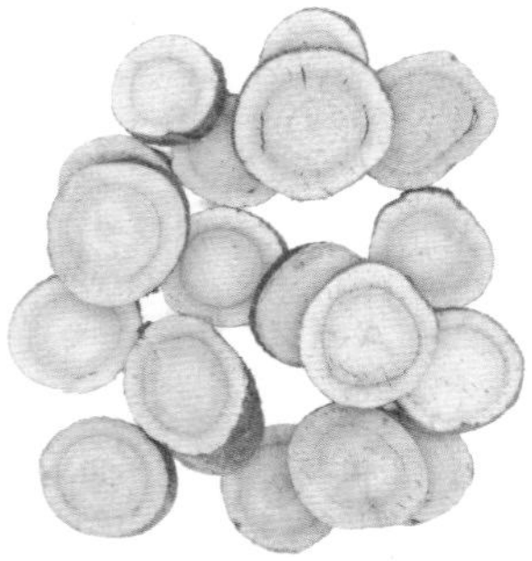

附图 4-44　甘草

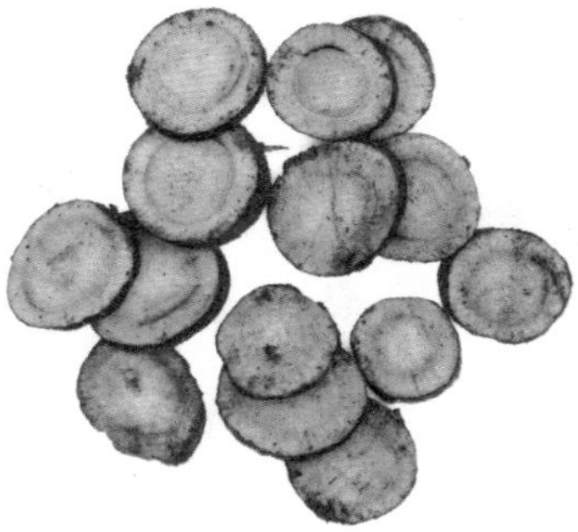

附图 4-45　蜜炙甘草

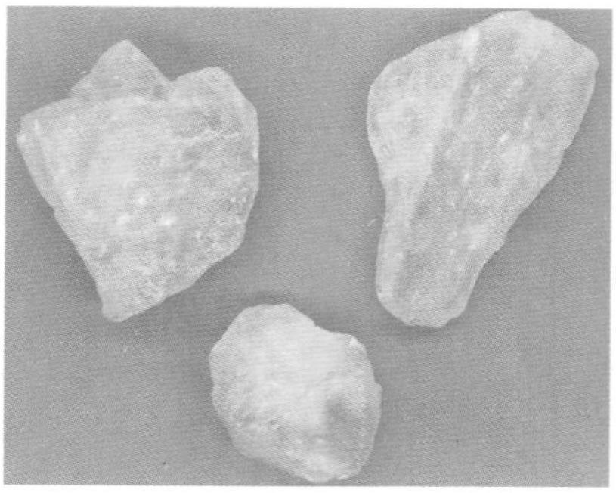

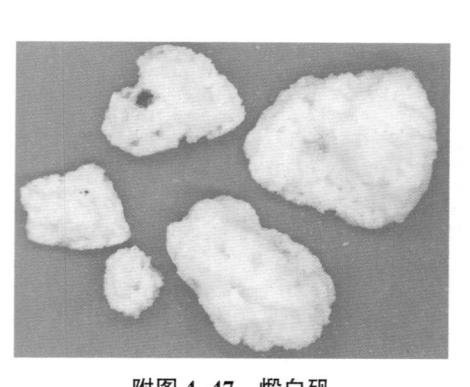

附图 4-46　白矾

附图 4-47　煅白矾